갑상선암에 걸리면
스카프 쇼핑부터 하는 게 좋다

갑상선암에 걸리면 스카프 쇼핑부터 하는 게 좋다

1쇄 인쇄일	2025년 4월 1일
1쇄 발행일	2025년 4월 10일

지은이	문희정
펴낸이	문희정
펴낸곳	문화다방
교정	이경희
디자인	달밤고래
출판등록	제572-251-2013-00002호
전자우편	moonzakka@naver.com

ISBN	979-11-989473-1-4 03510

이 책의 저작권은 지은이와 문화다방에 있습니다.
이 책은 저작권법에 따라 보호받는 저작물이므로 무단 전재와 무단 복제를 금지합니다.

갑상선암에 걸리면
스카프 쇼핑부터 하는 게 좋다

문희정
아프고 쓰고 만들다

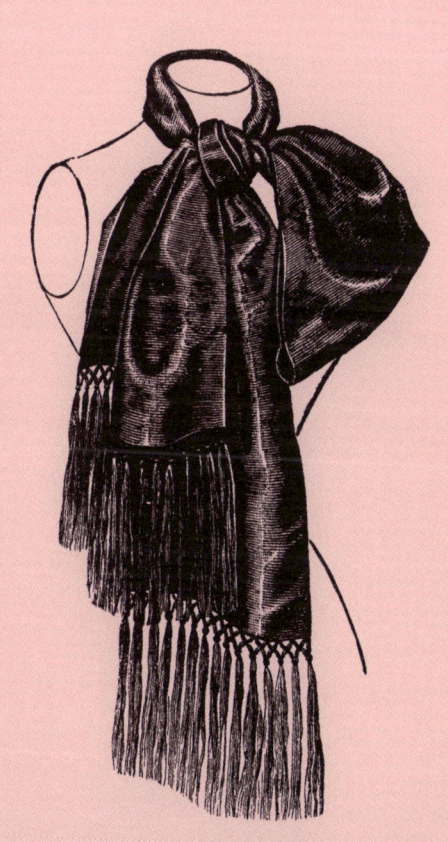

文書茶坊

아프지 말 것
아프게 된다면 나를 잘 돌볼 것
그리고 주변 사람들에게 알릴 것

(주의)
아프기 전과 관계가 달라질 수 있음

누구에게나 찾아올 수 있는 불행에도 내 순서가 찾아왔습니다.
상처가 두렵지 않을 스카프를 두르고서 모두 잘 지내요.

일러두기

국립국어원에 따르면 '갑상선'은 '갑상샘'의 전 용어라고 기재되어 있습니다.
하지만 이 책에서는 독자들에게 친숙한 '갑상선'으로 썼으며, 국가암정보센터의
명칭을 따라 '갑상선암'으로 표기했습니다.

목차

1. 놀랍도록 아무렇지 않았다 / 11

2. 이게 바로 암 환자의 우울이다, 이것들아! / 25

3. 양보하는 것을 그만두려고 애쓰는 중 / 37

4. 암에 걸리면 다들 친절해진다 / 45

5. 아픈 내가 다 큰 어른이라 우리 엄마는 가슴이 덜 아플까 / 65

6. 갑상선암에 걸리면 스카프 쇼핑부터 하는 게 좋다 / 81

7. 마흔의 여름 방학 / 97

8. 나쁜 일이 있으면 좋은 일도 있는 거야 / 113

쓰고 만든이의 말 / 135

1

놀랍도록
아무렇지 않았다

2024년 1월 15일

목 왼쪽 아주 작은 크기의 결절. 크기는 작지만 모양은 좋지 않다던, 오래 지켜봐 왔던 녀석의 조직 검사를 했다. 이 녀석의 존재를 안 지는 꽤 오래되었다. 지켜본 것은 10년 정도, 초음파를 한 건 세 번째인가 네 번째 정도. 매번 너무 작으니 아직은 더 지켜보자 했었는데 이번에는 달랐다. 더딘 속도지만 크기가 커졌다고 한다.

"5mm가 넘었으니 조직 검사를 해 보죠."
"네."
"크기는 작아도 모양이 나쁘다고 얘기했었죠. 악성인지 양성인지 결과를 보고 앞으로 어떻게 할지 선택하게 얘기해 줄게요."
"네 네."

그렇다니 그런가 보다 했다. 조직 검사의 좋은 결과와 안 좋은 결과의 차이에 대한 설명은 없었다. 암이거나 암이 아니거나 라는 걸까. 악성이거나 양성이라면 뭐가 달라진다는 건가. 암이면 다 걱정해야 할 정도인 거고, 아니라면 이전처럼 6개월이나 3개월에 한 번씩 검진만 받으면 되는 건가. 내가 선택할 수 있다는 건 시술을 할 것인지 수술을 할 것인지 고르라는 걸까.

그러니까 지금 내가 얼마만큼의 불안과 걱정을 안고 집으로 돌아가야 하는지 의사에게 묻고 싶었다. 하지만 병원이란 항상 너무 바쁘고 어렵고 조금은 두려워서, 언제나 그랬듯 말할 타이밍을 놓쳤다. 그럴 땐 보통 집에 거의 다 도착해서야 차분히 정리된 머릿속에서 뒤늦게 질문할 것들이 생각나기 마련이다.

다시 예약하고 찾은 병원. 조직 검사라는 말이 무언가 본격적인 것 같아서 한발 물러서고 싶었지만 딱히 조직 검사를 안 하겠다 미룰 적당한 이유를 찾지 못했다. 그러는 사이 내 이름이 호명됐다. 시술이 얼마나 걸리는지나 물어볼걸. 조금 이따 집에 올 아이 생각이 났다.

목에 마취 주사를 놓고 굵고 커다란 바늘이 두 번

정도 피부를 뚫고 들어갔다. 아프다기보다는 불편했다. 옷자락을 잡은 손끝에 힘이 살짝 들어가는 정도. 만약에 암이라면 앞으로 이렇게 불편하고 불쾌한 경험을 몇 번 더 하게 되겠지 따위의 생각을 하며 검사가 끝나길 얌전히 기다렸다.

집에 와서 검색해 보니 조직 검사는 두 종류가 있는데 내가 받은 건 두꺼운 바늘로 하는 중심바늘생검이었다. 다른 검사 방법도 있는지, 그 차이는 무엇인지는 역시 설명해 주지 않았다. 우유를 사도 저지방인지 멸균인지 따져 보는 마당에 내 목에 들어가는 바늘은 고를 수 없구나.

암일 수도 있다. 결과는 최악을 상상하고 과정은 대책 없는 긍정으로 밀어붙이는 편이다. 불행을 모두 피해 가는 사람은 없고, 이게 내가 겪어야 하는 불행이라면 감당해야겠지 담담하다. 세상에는 평생을 괴롭히는 끔찍한 불행이 많은데 그래도 이건 할 수 있는 게 없어서 속수무책으로 당하고 있어야 하는 종류는 아니니까 차라리 다행이다. 치료 방법이 있고, 다른 가족이 아닌

내가 겪는다니 나쁘기만 한 일은 아니다. 그래도 암일지도
모른다는데 보호자와 함께 오거나(앞 순서 조직 검사
환자는 가족과 함께 왔다) 눈물이 왈칵 쏟아져야 하는 건가.
블로그를 검색해 보니 조금은 호들갑 떨어도 괜찮을 것
같지만 아무튼 나는 괜찮았다.

   암이라고 해도 오래전부터 알고 있던 결절이니 일찍
발견할 수 있었을 것이다. 지금까지 쏟아부은 보험비를
거둬들이려면 억울해서라도 한 번 아프고 넘어가야
할 판 아니었나. 하지만 엄마에게 조직 검사를 했다고
말씀드리지 못했다. 검사 결과가 나오기 전까지 잠도
제대로 못 주무시겠지. 나는 괜찮아도 엄마는 괜찮지
않을 거라는 사실이 가장 두렵다. 내가 지금 내 목의
결절보다 내 딸의 코감기가 더 신경 쓰이는 것처럼.

   검사 결과가 나오기 전까지 다시 잘 먹고 잘 자야겠다.
요즘 잠을 못 잤더니 다시 임파선이 부었다고 한다.
내가 할 수 있는 선에서 최대한 성실하게 하루를 보내며
결과를 기다릴 생각이다. 잘 자고 잘 먹고 내 옆의 사람을
사랑하며 평소처럼 읽고 쓰자.

....

갑상선에 생긴 혹을 갑상선 결절이라고 하는데, 크게 양성과 악성으로 나뉩니다. 이 중 악성 결절들을 갑상선암이라고 합니다. 갑상선암을 치료하지 않고 방치하면 암이 커져 주변 조직을 침범하거나 림프절전이, 원격 전이를 일으켜 심한 경우 생명을 잃을 수도 있습니다. 갑상선에 생기는 결절의 5~10%정도가 갑상선암으로 진단됩니다.
- 출처 [국가암정보센터]

2024년 1월 21일

며칠 전 목 안에 있는 결절 조직 검사를 끝내고, 나는 바로 다음 날 마실 술부터 떠올렸다. 만에 하나 암이라면 당분간 술은 못 마실 테니 당장 맥주 한 캔을 따야겠구나. 암과 술을 함께 연상하는 것이 한심한 주정뱅이처럼 보일 수 있겠지만 나에겐 당연한 수순이었다. 임신 초기에 참았던 진한 커피 한 잔과, 두 아이의 모유 수유를 했던 2년 동안 먹지 못한 빨간 떡볶이 한 접시처럼 몸의 변화로 무언가 금지당한 기억부터 떠오르는 것이다.

지금 내가 좋아하는 것들을 암과 짝지어 생각하니 매일 매끼가 소중해진다. 습관적으로 먹던 것들을 되돌아보고 후회하는 대신, 몸에 좋은 것과 해로운 것까지 먹을 수 있을 때 기쁘게 누릴 작정이다. 어제는 오이를 얇게 썰어 넣은 잔에 헨드릭스 진을 마셨다. 남편이 레서피를 보고 열심히 재워 두었으나 구울 때는 홀랑 태워 먹은 돼지 목살과 함께 아주 소중하고 맛있는 저녁을 먹었다.

이틀 뒤면 검사 결과가 나온다.

2024년 1월 24일 (1)

"제가 미리 언질을 줬었죠."

암이라는 뜻이다. 모양이 좋지 않다 정도의 복선이 진짜 암일 거라는 뜻인지는 몰랐지만 말이다. 병명은 '갑상선 유두암'으로 가장 예후가 좋은 암이라고 했다. 유두는 목 아래 있는데 왜 목 안에 있는 암 조직의 이름이 유두일까 같은 생각을 하느라 잠깐이지만 우습다고 생각했다. 아무튼 드라마에 나오는 암 선고 장면처럼 진지한 분위기는 아니었다.

수술해서 갑상선 절반을 떼어 내는 것과 고주파 요법이 있는데 선택은 내 몫이라고 했다. 의사는 설명을 이어갔다. 암에 대한 설명은 아니었다. 주로 실비와 보험에 관한 이야기였다. 고주파 요법이 더 좋다고 이야기하는 것처럼 느꼈는데 실비 보험 서류는 떼어 줄 수 없다고 했다. 속으로 '대체 얼마길래…'라는 생각을 했지만 물어보진 않았다. 수술이든 치료든 어차피 이 동네 병원에서 하지는 않을 테니까.

"저 정도의 크기와 모양이면 보통 어떤 방법을 택하나요?"
"얘기했잖아요. 선택은 본인의 몫이라고."

딱 하나 가장 궁금한 것을 물어봤으나 얻은 건 없었다. 돌아가는 길 갑상선암 카페에 가입해야겠다. 다시 정보의 바다에 뛰어들어야 할 때다. 횡단보도에서 신호가 바뀌길 기다리며 블로그를 찾아보니 어느 파워 J의 포스팅이 눈에 띄었다. 포스팅에는 이렇게 쓰여 있었다.
당황할 시간 없어요. 한국인은 8282
아, 정말이지 유쾌한 민족이야.

우선은 공동 운명체인 남편에게 이 사실을 알려야 했다. 카드 결제일이 지났는데 결제금이 아직 못 빠져나갔다는 것과 병원에서 받은 검사 결과 메시지를 복사해서 같이 보냈다. 갑상선 유두암은 우리 부부가 처리해야 할 여러 일 가운데 하나로 전달됐다. 마치 세탁 세제가 떨어졌다는 이야기처럼 일상적이었다.

유두암이란 갑상선암 중 가장 흔한 것으로 우리나라의 경우 최근 발생한 갑상선암의 97% 이상을 차지하며 요오드 섭취량이 많은 나라에서 더 빈번하게 발생합니다. 현미경으로 관찰하였을 때 암종이 유두 모양이어서 이런 이름이 붙었는데, 유두상 갑상선암 또는 유두상암이라고도 합니다. 유두암은 일반적으로 천천히 자라며 예후도 갑상선암 중 가장 좋습니다. 많은 경우에 주변 조직을 침범하며, 석회화도 드물지 않게 보입니다.
- 출처 [국가암정보센터]

2024년 1월 24일 (2)

저녁으로 찜닭을 했다. 이럴수록 건강하고 맛있는 걸 먹어야지. 감자와 당근, 양배추를 넣고 수프 끓이듯 푹 고았다. 밥 위에 국물 자작하게 부어 먹을 생각이다.

퇴근한 남편이 기다란 박스 하나를 들고 왔다. 회사 사람에게 소곡주를 받아 왔다고 한잔하잔다. 그것도 원래는 회식에서 먹을 것을 회식이 미뤄져 자기가 가져왔다는데 그래서 잘되었다는 건지 자랑하는 건지 지금 이게 무슨 상황인지 판단이 안 됐다. 저녁으로 찜닭 해 놨으니 먹자고 했더니 얼씨구 뭐 시켜 먹잔다.

"아니, 뭐 축하할 일 있어? 뭐 파티할 일 있냐고!"

순간적으로 암의 원인이 스트레스라면 그 스트레스의 9할은 당신이라고 소리치려는 걸 가까스로 참았다. 이 사람이 소시오패스가 아닌 이상 와이프가 암 진단을 받은 저녁에 이럴 수는 없다. 함께 산 지 올해로 12년이 되어 가는데도 아직 저 사람을 다 알기엔 부족했나 보다.

남동생은 주변에 물어 괜찮다는 병원과 경험 있는
사람들의 이야기를 계속 톡으로 보내온다. 오늘 검사
결과가 나오는 걸 아는 지인은 걱정 말라는 내 말에
어떻게 암인데 걱정을 안 하냐고 운다.

내가 바란 공감과 위안을 어째서인지 집 밖에서 얻는다.
그러한 까닭에 담담했던 내 진단명이 갑자기 서글퍼졌다.
나는 진짜 괜찮은데 당신은 좀 휘청여야 하는 거 아니냐고
물으려다 목구멍에 억지로 치킨과 소곡주를 밀어 넣고
먼저 일어났다.

하늘은 잘 울지 않는 나에게 울보 딸을 주셨고,
징징거리지 않는 나에게 대수롭지 않아 하는 남편을
주셨다. 뭐 이유가 있겠지. 이것도 합이라면 잘 맞는
거겠지. 사는 동안은 최대한 잘 지내보다가 나중에
하늘에 올라가 꼭 따져 물을 작정이다.

2024년 1월 25일

　원래 계획되었던 오늘 일정은 양해를 구하고 취소했다. 일이 손에 잡히지 않았다. 지금 내 상태가 촌각을 다툴 정도로 급한 상황은 아니지만 아직 엄마한테 내가 암 진단을 받았다는 걸 알리지 못한 게 가장 마음에 걸린다. 거짓말에 재능이 없어서 학창 시절 궁금했던 술맛도 차라리 허락해 달라 대놓고 얘기했는데, 이런 건 처음 빨간 비디오를 보고 끙끙거리던 그날이랑 비슷하달까. 아무튼 찝찝했다. 그러니 오늘은 공식 '검색의 날'이다. 빨리 대학 병원에서 의견을 듣고 치료 과정에 대해 어느 정도 가닥이 잡혀야 입이 떨어질 것 같다.

　오늘의 목표는 병원과 교수님을 선택해 초진 예약을 잡는 것. 서울에 있는 대학 병원과 건너 들은 유명한 병원 리스트를 정리하고 있는데 남편에게 전화가 왔다. 안 그래도 잘 걸렸다, 요놈.
　"지방 사는 사람들은 아프지도 못 해! 지하철 타고 가면 되는 병원을 여기서 가려니 아주 그냥 여행이야, 여행."

병원은 외래를 다녀야 하니까 가까운 데가 좋다는 데 대체 여기 가까운 데가 어디 있냐 주절주절 신세 한탄을 가장한 원망을 퍼부었다. 남편을 따라 지방에 내려오기 전 우리 신혼집은 택시로 15분이면 갈 수 있는 대학 병원이 세 곳이나 있었다. 후회한들 뭐 하나. 이제는 내려와 산 시간이 더 긴걸.

암 병원 선택을 이렇게 해도 되나 싶었지만 나는 갑상선으로 유명하다는 병원의 위치부터 봤다. 강북에 있는 병원은 종로에 있으니 진료받고 반나절 그 근처 산책만 다녀도 좋겠네, 합격. 강남에 있는 병원은 시외버스 타고 올라가기는 편한데 역에 내려서 또 셔틀 타야 하네. 멀미 파티겠구나, 불합격. 중학교 때 문제집도 표지 디자인을 보고 골랐는데 내 독특한 기준은 나이가 들어도 여전했다. 갑상선 수술만큼이나 치료 과정의 긴 여정도 중요하니까. 가능하다면 오가는 날들이 괴롭기보다 조금은 설렜으면 좋겠다. 그래도 이런 것으로 병원을 선택하는 건 역시 이상하겠지.

2

이게 바로 암 환자의 우울이다,
이것들아!

2024년 2월 1일

  내일이 용인에 있는 대학 병원 초진 날이라 조직 검사를 했던 동네 병원에서 슬라이드와 서류를 받으러 갔다. 내일은 내가 근처까지 시외버스를 타고 가면 반차를 낸 남편이 데리러 올 계획이었다. 아이 하원 시간 전까지 올 수 있을까 조마조마했지만 정 안 되면 40분 거리에 사시는 아버님이 와 주신다고 했으니 큰 걱정은 없었다.

  - 아버지는 낼 일 생기셨다고. 그래서 하나는 어쨌든 우리가 픽업하는 걸로. 혹시 우리 늦을 수 있으니 5시에 데리러 가는 걸로 하고 그것도 안 되면 누구한테라도 부탁해야 할 것 같아요.

  남편에게 이 카톡을 받고 나서야 내가 아직 버스표를 사 두지 않았다는 게 생각났다. 서둘러 시외버스 앱에 들어가 봤지만 당연히 모두 매진. 세상에, 이런 멍청이가 있나. 병원 예약 날짜 정해지자마자 표부터 샀어야지. 무슨 정신으로 살고 있는 걸까.

마치 내 인생 같았다. 온갖 거 다 챙기다가 정작 자기 것은 못 챙기는. 온갖 거 다 신경 쓰다가 자기는 스트레스로 암에 걸려 버리는 병신 같은 인생. 일전에 암 진단을 받았다고 말씀드렸을 때는 도울 게 있으면 언제든 오겠다 하셨는데 아버님은 그 사이 무슨 약속이 생기셨을까. 엄마가 암에 걸려 병원에 다녀오는 동안 하원하는 아이를 봐 주시는 것보다 중요한 약속이 뭘까. 대체 왜 남편은 버스표는 샀냐 그거 한번을 물어보지 않는 걸까. 여행 가면 나는 남편의 러닝과 팬티까지 챙기는데 왜 내가 해야 할 일을 나눠 주고 챙겨 주는 사람은 없는 걸까.

　다 내가 보살핌받지 못해 이렇게 된 거다. 이게 바로 암 환자의 우울이다, 이것들아! 나를 제외한 모두를 멱살 잡고 원망하고 싶었다. 진단 후 처음으로 눈물이 솟구칠 것 같았다. 사실 안다. 이건 다 핑계라는 걸. 내 실수고, 내 탓이다. 그래도 짜증 나는 이 감정을 탓해야 한다면 암을 원망해야지 어쩌겠나.

2024년 2월 2일

   내가 찾아야 하는 곳은 갑상선암 병동. 2층 가장 안쪽에 있었다. 가는 길에 보이는 진료과 중 어디 하나 중요하지 않은 게 없어 보였다. 퇴행성 뇌질환센터, 혈액종양내과, 소아심장과. 어디 하나 안타깝지 않은 이름이 없다. 이 병원 안에 있는 사람들은 병의 경중과 상관없이 삶의 한 구간에 저마다의 주름이 생겼을 것이다.

   일찍 서둘렀더니 서류 제출을 끝내고도 아직 시간이 남았다. 잠시 앉아 있을 곳을 찾아 내려갔더니 1층 스타벅스는 이미 만석. 지하에 내려가 보니 프레즐과 크루아상 가게가 있었다. 검사를 위해 지금은 금식이라 그림의 떡이지만 만약 여기서 수술하게 된다면 매일 프레즐과 크루아상을 번갈아 사 먹을 수 있을 거다. 그런 생각을 하며 지하 매장을 둘러보는 동안 나도 참 진지하지 못한 인간이라는 생각을 했다. 암 진단을 받은 후 틈틈이 웃기는 생각을 할 때마다 느끼고 있다.

선생님의 설명은 무척 상세하고 친절했다. 요약하자면 이랬다. 작은 크기라 지금 당장 수술이 급하지는 않지만, 갑상선암은 임파선 전이가 쉬운 편이다. 그러나 작은 크기의 암을 제거하기 위해 갑상선의 절반을 떼어 내는 것이 맞는 것인지 모르겠다. 수술 후에 평생 약을 복용하는 사람도, 3개월 만에 끊는 사람도 있다.

"수술하든 안 하고 조금 더 지켜보든 개인의 선택인데, '절 믿고 기다리거나 절 믿고 수술하세요.'라고 말씀드릴 수 없습니다."

뒤 문장은 여지없이 앞 문장의 반대되는 이야기를 약 10분 정도 듣다 나왔다. 어느 쪽이라도 살짝 마음이 기울 법도 한데 반반이었던 마음은 50.5%와 49.5%의 비율로도 흔들리지 않았다. 선택의 바늘은 어디로도 방향을 바꾸지 않고 정확히 가운데 서서 꼼짝도 하지 않았다. 어렵게 예약을 잡고, 온갖 서류와 슬라이드를 준비하고, 아이의 점심을 배달시키고, 남편이 반차를 내서 대학 병원의 의사 선생님을 만났는데도 결정된 것이 아무것도 없다니

허무했다.

  0.5는 작은 사이즈
  급하지 않으니 천천히
  나도 수술하면서 이게 맞나 고민
  갑상선은 임파선(림프절) 전이가 쉬운 편
  지켜본다고 하더라도 의사를 믿지는 말고
  수술 후 반을 절제하면 약은 짧게 먹을지 평생 먹을지 모름

돌아오는 차 안, 진료실에서 들은 이야기를 메모장에 써 놓고 하염없이 들여다봤다.

2024년 2월 6일

　혼자 와도 된다는데 굳이 서둘러 일을 끝내고 온 엄마가 끝내 암 병동 앞 벤치에 있는 날 찾아냈다. 친정 근처 또 다른 대학 병원이었다. 아마 여기 다니게 된다면 기차를 타고 다니게 될 거다. 교통비는 더 들겠지만 시외버스보다 자리가 많고 시간도 짧았다. 무엇보다 친정과 가깝다는 사실이 심리적 안도감을 줬다.

　엄마는 암이 아닐 수도 있는 거 아니냐고, 동네 병원 결과를 어떻게 믿냐고 했다. 여기서 다시 검사를 해 보자는 엄마에게 슬라이드 조직을 여기에도 보냈으니, 확인은 하겠지만 암이 아닐 확률은 없을 거라고 했다. 이미 알고 있는 것을 설명하는 것은 조금도 번거롭지 않았다. 그렇지만 내 말이 끝날 때마다 한층 더 어두워지는 엄마의 표정을 보고 싶지 않아서 사실 혼자 오고 싶었던 거다.
　엄마는 진료실에 들어가 의사에게도 재차 같은 질문을 하셨다. 이런 엄마를 말리는 건 내 스타일이 아니다.

나는 자주 엄마가 하고 싶은 대로 하도록 아무것도 하지 않음으로써 엄마를 위하는 편이다. 의사 선생님은 암 진단은 의심되는 단계가 1부터 6까지 나뉘며 지금 나는 6단계라고 했다. 확률로 치면 98%라고. 혹시나 암이 아닐 수도 있다고 믿고 있는 엄마에게 초음파 결과가 떠 있는 모니터를 볼 수 있도록 돌려 주셨다. 결절의 모양도 전형적인 암의 모양이라며 조금 남아 있는 가능성도 친절히 삭제시킨다.

젊은 사람은 암도 빠르게 커질 수 있다는 의사의 말에 나는 바로 수술 날짜를 잡아 달라고 요청했다. 아무리 작아도, 아직 전이되지 않았어도 암이지 않나. 불안 요소를 안고서 평온하려고 애쓰고 싶지 않았다.

"갑상선암이 유전이랬나? 아니라고 했던 것 같은데."
"너희 친할머니가 갑상선암이었어. 어디 물려줄 게 없어서, 어휴."

수술 전 검사 일정을 잡아야 해서 진료실 앞에서 기다리며 엄마는 딸의 몹쓸 병의 원인을 찾아 원망했다. 그게 누구든 원인이 무엇이든 내 딸을 아프게 한 원망의

대상을 찾아야 했을 것이다.

집으로 돌아와 딸아이의 머리카락을 말려 주며 엄마와 했던 말이 떠올랐다. 물려줄 게 없어 암 따위를 물려주게 된 것은 친할머니뿐만이 아니다. 우리 아들은 건강 검진 때마다 가족력을 묻는 질문에 엄마가 갑상선암 수술을 했다고 이야기해야겠구나. 우리 딸은 암 보장이 잘되는 것으로 해마다 남들보다 조금 더 많은 보험비를 내겠구나. 구태여 험한 진단명을 알려 줄 필요는 없지 싶어 그저 혹이라고 알고 있는 아이들에게 나부터 영문 모를 사과를 해야겠다.

....
부모에게 갑상선 유두암이나 여포암이 있을 때 자녀들의 갑상선암 발생 위험도는 아들이 7.8배, 딸은 2.8배 증가합니다. 우리나라의 경우 분화 갑상선암의 약 10%에서 가족력이 있는 것으로 보고되고 있습니다.
- 출처 [국가암정보센터]

2024년 2월 8일

해마다 나갔던 제주북페어는 수술 날짜와 겹쳐서 올해는 쉬어야겠다. 아이들과 함께 가기 좋은 페어라 사실은 북페어를 핑계로 봄날의 제주를 즐기러 발 도장을 찍었는데 아쉽네.

수술 후 딱 한 달. 그때의 컨디션을 가늠할 수가 없다. 후기를 검색해 보니 퇴원하고 요양 병원도 가던데 나도 가야 할까. 나를 우선으로 생각하고 쉬자고 마음먹었으면서 초등학생으로 겨우 한 달이 지났을 하나가 걱정이고, 과연 내가 아이들과 떨어져 일주일을 쉰다 한들 행복할까 라는 고민도 발목을 잡는다. 아이고, 미련 떨고 있네.

2024년 2월 16일

　수술을 끝내고 한방 병원이나 요양 병원 같은 곳에서 일주일씩 쉬다 오는 사람들의 후기를 읽고 있다. 몸을 움직이지 못하는 건 아니지만 체력이 떨어져서 병원에서 쉬며 도수 치료도 받고, 남이 해 주는 밥 먹으며 쉬다 온 것이 너무 좋았단다.

　나도 좀 그래 볼까. 호캉스는 못 해도 하캉스라도 해 볼까. 아픈 김에 쉬어 가라니까 진짜 푹 쉬어 볼까. 도저히 시작할 엄두가 안 났던 벽돌 책을 두어 권 갖고 가 침대에 기대앉아 책이나 실컷 읽다 올까. 잠시 달콤한 상상을 하며 수술받을 병원 가까이 후기가 좋은 요양 병원을 알아본다. 하지만 예약은 하지 않을 것이다. 40년간 지켜본 문희정이라는 인간을 너무 잘 알고 있다. 수술을 위해 입원하는 3박 4일이 내가 집을 비울 수 있는 최대한의 시간일 것이다.

　첫아이의 어린이집에서 알게 된 동갑내기 동네 엄마가 내 수술 소식을 듣고 해 준 말이 있다.

"너 없어도 애들 안 굶어. 그리고 좀 굶어도 안 죽어. 너 없다고 애들 어떻게 안 되니까 걱정 하지 마."

나는 그 말이 다 맞다는 걸 알면서도 이 손을 놓지 못한다.

3

양보하는 것을
그만두려고 애쓰는 중

2024년 2월 18일

갑상선 유두암 환자라거나 갑상선 유두암 투병 중이라는 사실은 아직도 먼 이야기 같다. 그냥 예전부터 알고 있던 목 안의 작은 결절이 아주 못된 놈이라 곧 떼어 낼 거라는 것 정도의 긴장감만 갖고 지내고 있을 뿐 평소와 똑같다. 한동안 술을 못 먹을 테니 보상 심리로 더 열심히 마시고 있고, 수술 후 회복에 대한 아주 약간의 두려움은 아직 숨길 만하다. 수술 후에는 미역이나 김 같은 걸 못 먹는다는 얘기도 있던데 좋아하는 미역국과 김부각을 줄여야 한다는 것이 아쉽긴 하다.

이번 주말엔 책방 행사가 있어 삼척에 다녀왔다. 남편은 내 암 진단 이후로 먹는 것에 돈을 아끼지 않기로 했단다. 평소 같으면 여행지에서도 비싼 음식을 먹는 법이 없는 사람이 대게든 회든 당신 먹고 싶은 거 다 먹으란다. 그러고는 카드값 결제하는 날 또 발을 동동 굴릴 거면서.

나는 요즘 나를 최우선으로 생각하려고 노력하고

있다. 무슨 주문처럼 되뇌면서 스스로를 세뇌 중이다. 이게 노력이 필요한 일이라니 아이러니하지만, 좋은 것을 먹으면 아이를 떠올리고 부모를 떠올리고 남편에게 양보하는 것을 그만두려고 애쓰는 중이다.

저 밑에 있는 나를 자꾸 끌어올려 위에 세운다. 좋은 것은 너 먹어라. 하고 싶은 대로 해라. 힘들면 쉬어라. 내 아이에게 하듯 나를 돌보는 흉내를 낸다. 어디까지나 흉내일 뿐 사실 진심은 아니다. 나는 나를 대여섯 번째쯤 세워 두는 것이 가장 편한데 등 떠밀려 앞에 서려니 여간 어색한 것이 아니다. 그래도 내 자리 같지 않은 불편함을 감수하고 맨 앞에 서 있는 시간을 늘리려 노력하고 있다.

여행 둘째 날 아침 따뜻한 국을 먹으러 체인점 설렁탕집에 갔다. 설렁탕은 11,000원. 도가니탕은 20,000원, 꼬리곰탕은 28,000원. 남편은 또 당신은 꼬리곰탕 먹어라 찔러대는데 정말 한 끼에 28,000원짜리 먹는 사치를 부려 볼까 하다 가까스로 참았다. 암에 걸렸다고 해서 정신줄을 놓아선 안 돼.

2024년 3월 2일

수술 전에 왜 병원에 두 번이나 가야 하는지 모르겠지만, 어찌 됐든 2일과 16일 검진 예약이 잡혀 있다. 아마도 하루 안에 다 끝내기에 스케줄 잡기가 어려웠나 보다. CT 검사를 위해 8시간 금식하는 건 어차피 간헐적 단식을 하고 있어서 어렵지 않았다. 자다 깨서 자주 물을 마시는 편이라 새벽에 눈을 떴을 때 목마름을 참는 게 조금 어색할 뿐.

MRI는 한 자세로 움직이지 않고 40분이라고 했던가? 꽤 오래 있어야 한다고 해서 어렵다고 들었는데 CT는 생각보다 금방 끝났다. 팔에 넣은 조영제가 빠르게 몸에 흡수되는 걸 느끼며 천장에 만들어 놓은 벚꽃 핀 인공 하늘을 보고 누워 있었다. 이번에도 진지해지지 못하고 왜 침을 삼키지 말라고 하면 더 침을 삼키고 싶어지는 걸까 같은 생각을 하면서.

2024년 3월 5일

마켓 컬리 쿠폰이 들어왔길래 장 보는 김에 멍게를 담았다. 우리 가족 중 나밖에 먹지 않는 멍게. 이전 같으면 7,000원이 어디냐고 사지 않았겠지만 나는 이제 예전보다 꽤 날 위하고 있다. 그 범위가 오로지 먹을 것에 국한된다는 게 조금 아쉽지만 이거라도 시작한 게 어딘가. 미나리 철이라고 엄마가 보내 주신 미나리에 양배추와 깻잎을 넣고 멍게 잔뜩 추가해 비벼 먹을 생각이다. 아이들은 학교 가고 남편은 회사 가서 아무도 없는 점심시간에 나를 위한 한 끼를 정성껏 차려 먹어야지.

2월은 보상 심리로 너무 방탕하게 살았다. 술도 많이 먹었고. 덕분에 빠졌던 2kg이 도로 구석구석 야무지게 붙었다. 3월에는 수술을 앞두고 다시 몸을 만들 생각이다. 그래 봤자 하루 만 보 걷기와 물과 채소를 잘 챙겨 먹는 정도겠지만. 가장 기본적인 것부터 다시 시작이다.

2024년 3월 11일

3월 달력이 빼곡히 적어 놓은 일정으로 가득 찼다. 수술 전에 해야 할 것들은 당연하고, 수술 후에 해야 할 것들까지 당겨서 해 놓으려니 쉴 틈이 없다. 일단은 치과 진료를 끝내 놓으려고 한다. 충치 치료와 잇몸 치료까지 앞으로 2주가 더 남았다.

4월부터 시작될 수업 준비도 세이브 원고를 준비하는 웹툰 작가처럼 적어도 2주치는 해 두어야 한다. 수술 끝나면 한 달은 쉬어야지 했는데…. 나는 전생에 노비였던 게 틀림없다. 봄 학기 수업을 쉬면 올가을 책 제작비는 어디서 마련하나 걱정이 앞서 그냥 밀어붙이기로 했다. 그것도 수술 후 2주 뒤 시작. 에라, 모르겠다. 지금까지 그랬던 것처럼 일하며 얻는 즐거움과 보람이 날 살게 하리라.

집 정리와 냉장고 정리도 해야 하고, 수술하기 전에 얼굴 한번 보자는 친구들 약속까지 줄줄이 잡혔다. 주말에도 서울과 청주를 오가며 놀 예정이다. 무리해서라도 수술을 핑계로 친구들 얼굴을 보려고 한다. 점점 즐거운 일이 사라지기 쉬운 나이니까. 웃을 일을 부러 만든다.

2024년 3월 15일

   수술 전 두 번째 검사. 저번에는 CT만 찍고 돌아갔는데 이번에는 채혈, 채뇨, 심전도 검사를 하러 왔다. 초음파 검사도 있는데 그건 안내지에 수술 전날 한다고 쓰여 있다. 간호사 선생님이 뽑아 주신 종이 한 장에 의지해 이곳저곳 찾아다닌다. 친절하게도 색색깔 형광펜과 사인펜으로 헷갈리지 않게 체크해 주셨다. 그래도 혹시 몰라 계속 확인하며 걷는다.

   피를 뽑는데 납작하고 네모난 스테인리스에 담겨온 빈 통이 7개. 저게 다 내 피를 담아 갈 통인가 설마했더니 진짜였다.
   "와. 7개 뽑은 건 처음이에요."
   아무도 묻지 않아도 혼자 떠드는 아줌마가 되었구나. 머릿속에 있던 말을 입 밖에 꺼내 놓고 스스로 놀랐다. 수술 전 채혈은 그렇다며 12개를 뽑기도 한다고 친절한 선생님이 혼잣말이 되지 않게 대답해 주셨다.
   모든 검사를 끝내고 결과가 나오기까지 한 시간 정도가

필요했다. 1층 카페로 가서 커피와 딸기 타르트를 시켰다. 타르트 하나에 8,500원이라니. 더 놀라운 것은 빨간 딸기 위에 올라가 있던 초록 잎사귀가 플라스틱이라는 거다. 저번에 남편과 함께 왔을 때 남편은 가격을 보더니 차라리 기다리는 동안 나가서 걷자고 했는데 난 이걸 버젓이 사 먹고 있네. 우리 집 짠돌이는 절대 안 먹을 타르트를 먹으며 이 글을 쓴다. 글이라도 쓰니까 그냥 먹는 것보다는 덜 아깝지 않을까 자위하면서.

  결과를 듣는 건 4층 수술 전 평가실이었다. 수술실 앞 대기 의자에는 나처럼 수술 전 검사 결과를 들으러 오는 사람과 수술 중인 사람의 보호자들이 있었다. 전광판에는 환자의 이름과 진료 과목, 진행 상황이 떠 있었다. 다음번에는 내가 저 안에 들어가 있는 걸까. 여긴 남편이나 친정 엄마가 앉아 계시겠지.
  다행히 검진 결과는 문제없었고 이제 수술만 남았다.

4

암에 걸리면
다들 친절해진다

2024년 3월 18일

그동안 '수술 전 치과 치료'가 큰 숙제였다면 이번 주는 '친구들 만나기'에 주력하고 있다. 검사를 위해 올라온 서울에서 금요일 아침부터 일요일 낮까지 매일 약속이 있었다. 내 소식을 들은 친구나 지인의 연락이 오면 '그래, 수술 전에 얼굴 한번 보자. 맛있는 거 먹고 힘내.' 같은 이야기들이 단순한 텍스트가 아닌 진짜 만남으로 이어졌다. 암을 앞두고는 '언젠가'나 '나중에' 같은 막연한 약속은 하지 않았다.

밥은 꼭 친구들이 샀다. 메뉴는 몸에 좋은 것 혹은 내가 좋아하는 것이었다. 마치 생일처럼. 이렇게 받기만 해도 되는 걸까 미안할 정도로 맛있는 것들을 먹었다. 문어와 낙지, 새우, 전복, 닭이 들어간 해천탕, 곱창과 막창, 떡볶이와 스테이크. 친구들이 커피도 사 주고 술도 사 줬다. 매일매일이 파티 같았다. 살도 1kg이 더 쪘다.

친정에 갔더니 외할머니가 봉투를 주셨다. '일하다 맛있는 거 사 먹어라.' 하셨지만 암에 걸린 손녀가

짠해 주신 거다. 효율적이고 실질적인 방법으로 말과
마음을 대신하고 싶으셨던 거겠지. 한 달에 한 번 정도
외할머니를 뵙기 위해 오시는 작은 외삼촌도 봉투를
주셨다. 점퍼까지 입고 소파에 앉아 계셨던 걸 보니 아마
내가 오길 기다리셨던 것 같다. 젊은 애가 왜 그런 게
걸리냐며 건네주신 봉투는 열어 보기 죄송할 정도로
두껍다. 그 봉투는 나에 대한 걱정과 더불어 외할머니를
모시고 사는 엄마의 새로운 근심거리를 위로하는 두툼한
마음이 틀림없었다.

'아프니까 미안할 정도로 고마울 일이 많다.' 사노
요코가 쓴 『사는 게 뭐라고』에는 암에 걸리면 사람들이
잘해 준다는 이야기가 나온다. 암 진단을 받은 후에
읽기 시작한 책이라 무척 공감했다. 그녀가 했던 말처럼
우울증보다 암에 걸리는 편이 나은지는 우울증을 앓아
본 적이 없어 모르겠지만, 어떤 이야기를 하려는 것인지는
이해할 수 있었다.

우울증은 공감할 수 없는 고통이었을 것이다. 외상이
없어서 더욱, 아무리 힘들다 이야기해도 받아들여지지

않는 지점이 있었을 거다. 하지만 암은 앞뒤로 부연 설명을 달지 않아도 그 한 글자가 주는 무서운 힘이 있다. 암이라니. 내 친구가 암이라니. 그 사람이 암이라니. 그 아기 엄마가 암이라니. 내 가족이 암이라니. 사람들은 곧 태도를 바꾼다. 훨씬 상냥해진다.

2024년 3월 23일

 수술 전 주말, 어디라도 가야 했다. 마침 날씨도 좋았고 수술 후에 컨디션이 어떨지는 장담할 수 없으니. 남편이 그런 내 마음을 알고 먼저 어디라도 가자 이야기를 꺼냈다. 대구를 갈까. 그러기엔 좀 멀고. 당일치기로 가까운 곳을 생각하다 자주 가던 공주를 택했다. 마음이 편해지는 동네. 여러 번 갔지만 갈 때마다 참 좋은 동네.
 공산성을 걸으며 이른 봄 풍경을 상상했다. 선선한 바람이 기분 좋게 불었다. 아직 꽃이 피기 전인데도 충분히 아름다웠다.

"꽃이 피면 다시 오자."

 길 건너 카페에서 밤 파이를 먹으며 다음에는 공산성의 야경을 보러 저녁에 오자고 했다. 오늘 여행은 당일치기 관광객 코스를 제대로 밟는다. 수술이 끝나면 우리 가족 좋아하는 제민천 근처로 2박 3일 아무것도 하지 않는 여행을 와야지. 낮에는 제민천에서 나뭇잎 배를 띄워

놀고, 밤에는 야시장 바닥분수에서 뜨거운 여름 밤공기를 만끽해야지. 여행을 좋아하는 탓에 전국 곳곳에 마음 둘 곳이 있어 다행이다.

2024년 3월 25일

입원 하루 전은 양심상 건너뛰더라도 오늘은 제대로 마실 작정이다. 요즘 나는 술에 진심이다. 언제든 금지되어도 '아, 그때 조금만 더'라는 아쉬움이 들지 않도록.

오늘은 동네 엄마들과 횟집에 갔다. 적당히 취기가 오른 그녀들은 내 옆에 바짝 붙어 완전한 내 편이 된다.

"보험으로 나오는 돈, 빚 갚는 데 다 쓰지 마."
"어떻게든 사수해. 그게 어떤 돈인데."
"절반이라도 희정 씨를 위해 써야지."

나는 애들이랑 일본 여행이라도 가고 싶다 했더니 마침 잘 됐다고 일본 특산품을 알려 주겠단다.

"일본 특산품이 셀린느래요."

모찌라든가 말차 같은 건 들어 봤어도 일본 특산품이 명품이었다니. 얼마나 웃었는지 모른다. 옆에서 듣고 있던 은진 언니는 셀린느 가지고 되겠냐고 샤넬이라도 사라고 거들었다. 이때 아니면 언제 사냐고, 어차피 없었던 돈이라고. 그런 이야기로 웃고 떠드느라 어느새 밤 12시가 지나고, 다음 날 단톡방에 올라온 우리 사진에는 2차로 간 맥줏집에서 세상 제일 행복한 얼굴로 웃고 있는 내가 있었다. 마흔에 얻은 암 보험비로 마흔 넘어 첫 명품 가방을 살지는 미정이다.

2024년 3월 26일

　입원 하루 전. 4일 동안 집을 비우기 위해 해야 할 것들을 하나씩 처리하다 보니 수술을 준비하는 게 아니라 어디 여행 가는 것 같다. 빨대와 텀블러, 물티슈 같은 평범한 입원 준비물보다 어째 내 가방에는 노트북과 책, 종이 꾸러미 같은 것들이 먼저 자리 잡았다.
　가장 고민스러운 건 어떤 책을 가지고 갈 것인지 선택하는 일이었다. 우선 도서관에서 빌린 책은 뺐다. 필사하고 싶어도 어려울 거고, 마음에 드는 페이지를 접을 수 있게 내 책들로 꾸리자. 두께는 되도록 두꺼운 것으로 골랐다. 흐름이 끊기지 않고 오래 책을 읽을 수 있는 흔치 않은 기회니까. 어떤 게 당길지 모르니 카테고리는 다양하게 고르고 싶었다. 되도록 양장본으로 된 두꺼운 걸 가져가야지. 한자리에 오래 앉아 읽을 기회는 많지 않으니까. 『침묵의 봄』, 『라면을 끓이며』, 『몸의 일기』를 꺼내 놓고 아니지, 재미있는 책도 좀 가져가야지, 안 그래도 아플 텐데 좀 웃어야 하지 않겠어 싶어 『전국축제자랑』을 꺼냈다. 내가 사랑하는 에세이도 하나 꺼내자 『지구인만큼 지구를 사랑할 순 없어』 한 권, 요즘 읽고 있는 책도 마저 읽으면 좋잖아? 『도둑맞은 집중력』까지 넣으니 6권이다. 지금 어디 북스테이로 놀러 가는 것도 아니고. 이거 너무 욕심이잖아. 다시 덜어 내고 3권만 챙긴다. 그러고도 혹시 몰라 나머지는 선반 위 잘 보이는 곳에 놓고 남편에게 당부해 두었다. 주말에 병원 올 때 내가 책 좀 가지고 와 달라고 하면 이거 챙겨 오면 된다고. 사실 책을 금방 다 읽어도 괜찮다. 나에겐 노트북이 있으니 읽지 않을 땐 쓰면 되겠지.

냉장고는 말끔히 비웠다. 흔한 대파나 당근 한 조각 없어서 오늘 저녁 계란말이는 색종이처럼 샛노랗다. 채소를 먹일 좋은 기회를 놓쳐서 나는 아쉬울 따름이었지만 아이들은 좋아했다. 남편에게 동네의 괜찮은 반찬 가게를 알려 주었다. 해 주는 남편도 먹는 아이들도 그게 나을 것이다. 수술을 너무 심각하게 생각하지 않으려고 한다. 걱정은 없다. 괜찮을 거고 다 잘될 거다.

2024년 3월 27일 (1)

　아직 아이들이 잠들어 있는 이른 아침, 남편은 이미 새벽에 출근했다. 이른 없는 집에 두 녀석만 놓고 현관문을 열고 나오려니 기분이 이상하다. 아침밥은 뚜껑 덮어 식탁 위에 차려 놨고, 학교에 가지고 갈 물통도 옆에 꺼내 두었다. 옷도 입는 순서대로 꺼내 놓고 아침 기온을 확인하고 적당한 외투도 꺼내 놓았다. 이제 정말 준비 끝.
　입원 수속은 오후 2시부터인데 하필이면 초음파가 오전 9시. 아이들 학교는 보내 놓고 가고 싶어 조금 늦출 수 있냐 물었더니 조정이 어렵다는 답변을 받았다. 우주야 걱정 없지만 이제 막 1학년이 된 하나가 걱정되어 며칠 전부터 신신당부했다.

"엄마가 없으면 우주가 보호자야. 그냥 학교 앞에서 헤어지면 안 되고 하나가 신발 갈아 신고 들어가는 것까지 봐야 해. 알았지? 만약에 하나 준비가 늦어서 지각할 것 같은 상황이야. 그럼 우주 먼저 출발해야 할까? 늦어도 하나를 데려가야 할까?"

4. 암에 걸리면 다들 친절해진다

이런저런 시뮬레이션을 모두 끝내도 걱정이 한가득이다. 아이들은 내가 없을 때 더 잘할 거라는 걸 알면서도 이런다.

키즈콜 알림이 울린다. 8시 30분 정문 통과. 늦지 않고 잘 갔구나. 그 시간 나는 기차에서 내려 병원으로 향하고 있었다. 남편이 일본 여행 갔을 때 사 왔던 작은 사이즈 캐리어를 달달달 끌고 노트북 가방을 메고 걷는다. 남편이 이걸 사 왔을 때는 장난감도 아니고 이렇게 작은 걸 어디에 쓰냐고 코웃음을 쳤는데 미안하게도 내가 아주 잘 쓰고 있다.

캐리어를 끌고 KTX를 나서는 사람이 나 말고도 여럿이다. 캐리어를 끌고 기차역에서 나온다고 해서 다 여행을 가는 건 아니구나. 보이는 대로 판단하지 말아야 하는 걸 알면서도 진짜로는 알지 못했던 것 같다.

병원까지 10여 분을 걸으면서 콧노래가 났다. 아무리 큰 걱정은 안 한다지만 콧노래는 아니지. 자중하자, 자중해. 수능을 볼 때도 그랬다. 평소처럼 하던 대로 하자 주문을 외우다가 지나치게 긴장을 풀어서 모의고사보다

더 설렁설렁 풀어 버렸다. 그게, 그게 아니었는데. 그런
평소처럼을 말한 게 아니었는데. 어쩌면 이번에도 그런
것일지 모른다. 지나치게 여유를 부리고 있다.

  초음파 검사를 끝내고 입원 수속까지 시간이 남아서
병원 밖 카페에 들렀다. 이 휴가 같은 한 조각의 하루를
어떻게 보낼까. 우선은 카페의 풍경을 눈에 많이
담아두려고 한다. 겨우 며칠이지만 앞으로 병원 풍경만
보게 될 테니 아름다운 것들을 많이 봐 두자. 마침 카페는
햇살이 잘 들고 꽃도 많다. 남은 시간을 계산해 보니 영화
한 편은 봐도 될 정도다. 병원 바로 옆 건물 영화관에서
통신사 혜택으로 공짜 영화 한 편을 보는 것으로 입원 전
마지막 일정을 보내려고 한다. 전 좌석 리클라이너라니.
세상 좋아졌네.

2024년 3월 27일 (2)

침대는 아쉽게도 창가 자리가 아니었다. 가져온 책과 텀블러, 휴지와 충전기 따위를 침대 옆 선반에 두고 세팅을 끝냈다. 서랍에는 세면도구와 수건, 자잘한 것들이 들어 있는 파우치가 자리 잡았다. 입원 준비를 위해 작은 파우치에 면봉을 넣으면서 내가 왜 캠핑을 다니지 않는지 다시 한번 깨달았다. 깨끗이 씻고 면봉으로 귓속 물기를 없애는 루틴을 병원에서도 유지하겠다는 사람은 영원히 캠핑 같은 건 다닐 수 없을 것이다.

저녁에는 손등에 바늘을 꽂는다길래 서둘러 샤워부터 했다. 벌써 내일 머리는 어떻게 감아야 하나 고민이다. 아니 병원에 머리 감겨 주는 미용실 같은 건 왜 없지 진심으로 의문이다. 내가 해야 하는 건가. 내 사주는 사업을 해야 한다더니만 그걸로 대박 나는 건가(입원 환자에게 머리를 감겨 주는 서비스가 있는 병원도 있다는 것을 나중에 알았다).

하나를 낳을 때, 밤늦게 시작한 진통이 새벽이 되자
강해지기 시작했다. 첫아이를 낳았던 경험상 이제 진짜
출발선에 선 것이라는 걸 직감적으로 알 수 있었다.
이때다. 씻어야 해. 더 늦으면 나는 떡진 머리로 찝찝하게
아기를 낳아야 해. 남편의 부축을 받아 끙끙거리며 샤워를
했었다. 한 팔에 링거를 꽂고 수축하는 배를 잡아 가면서.
나는 말끔한 두피와 번들거리지 않는 얼굴로 출산하는
것이 너무나도 중요한 피곤한 사람이었다. 물론 지금도
수술 후 기름기 없는 머리카락과 냄새나지 않는 몸으로
누워 있고 싶다는 생각을 하고 있다.

24년 3월 27일 (3)

입원 첫날에 쓰는 벌써 세 번째 일기. 내가 콧노래를 부르며 캐리어를 끌었던 이유를 알았다. 입원 가방을 싸면서 왜 이게 입원이 아니라 여행같이 느꼈는지 드디어 알았다. 저녁밥을 차려서 누가 내 침대로 가져다주다니. 오늘은 뭘 해 먹을까 고민하지 않아도 끼니마다 백반 한 상이 제공된다니. 나는 이 순간을 기다리고 있었던 거다. 내가 만들지 않은 오징어 뭇국, 도라지나물, 청경채 김치, 두부김치를 침대에 가만히 누워 있다 받아먹는 순간을.

주사를 잡는다고 간호사 선생님이 손등에 바늘을 꽂으러 오셨다. 왼손 오른손 어디가 좋으시겠냐고 하셔서 잠시 머뭇거리다 왼손을 내밀었다. 나는 양손잡이라 이럴 때 무척 고민스럽다. 양손잡이란 양손을 모두 잘 쓴다는 게 아니라 왼손이 하는 일과 오른손이 하는 일이 극명히 나뉘어 있다는 뜻이기 때문이다.

왼손 - 오줌 닦기, 물통 뚜껑 돌리기, 그림 그리기, 이 닦기

오른손 - 똥 닦기, 물통 쥐고 마시기, 글쓰기, 핸드폰 하기

다른 건 다 알고 있었지만, 화장실 뒤처리에도 왼손 오른손의 영역이 있다는 건 이번에 처음 깨달았다.

2024년 3월 28일

바퀴 달린 침대에 누워 수술실로 이동하면서 그동안 수술받았던 경험을 떠올렸다. 망치로 부숴서 꺼내야 한다는 사랑니 2개를 포함한 총 4개의 사랑니를 한 번에 빼려고 수면 마취를 했었다. 그다음은 대학 졸업을 앞두고 쌍꺼풀 수술을 했던 것이 두 번째. 우주를 낳고 하나가 태어나기 전, 심장이 뛰지 않았던 9주의 아이를 보내던 날이 세 번째였다. 그리고 우주와 몸으로 놀다 새끼발가락이 부러져서 철심을 박았던 수술이 네 번째. 지금이 다섯 번째구나.

울 것 같은 엄마를 안심시키기 위해 걱정하지 말라고 태연하게 수술실로 들어갔다. 수술실에 들어가서도 여기 너무 추운데 선생님들은 반팔 입고 괜찮냐고 오지랖을 떨었다(이 아줌마야 제발 그만). 자신들은 움직여서 괜찮다고 친절히 대답해 주셨는데 마취 가스를 들이마실 때 마취 가스에서 초콜릿 냄새가 난다고 하는 말에는 대답이 없었다. 엔간히 할 걸 무의식의 세계에 들어가면서도 후회했다. 지금 생각해 보니 나는 어떻게든 괜찮아 보이고 싶었던 것 같다. 내 나름의 센 척이었다.

  2시간 반의 수술이 끝나고 들어간 회복실에서는 너무 추워 턱이 덜덜 떨렸다. 춥다고 얘기하고 싶었는데 누굴 부를 정도로 크게 소리를 낼 수 없어서 계속 내 옆에 누군가 오길 기다려야 했다. 옆에는 아마도 러시아 사람으로 추정되는 외국인이 있었는데 그 나라 말을 구사하는 담당 간호사가 있는지 옆에서 계속 말을 걸어 주시길래 너무 부러웠다. '저기요, 여기 도움이 필요한 한국인이 있거든요.'

  계속 잠이 왔다. 그런데 폐를 위해 호흡해야 하니 자면 안 된단다. 회복실에서 병실로 돌아와서도 엄마에게 너무 졸리다고 몇 번이나 얘기했던 것 같다. 그렇게 4시간이 지옥이었다. 잠을 자지 않아야 한다는데 몸은 움직일 수 없고, 뭘 해야 시간이 빨리 갈지 고민하다 한 손으로 겨우 핸드폰을 꺼내 하나가 내 핸드폰에 깔아 놓은 게임을 했다. 멜론, 사과와 수박 같은 것들을 떨어뜨려 없애는 게임이었다. 내 핸드폰에 언제 이런 걸 깔아 놓았는지. 꼭 저처럼 귀엽기도 하지. 아픈 와중에도 내 작고 예쁜 딸을 떠올리며 귀엽다는 생각을 했다.

그날은 계속 공복으로 하루를 보냈다. 4시간 동안 '너무 졸려. 배고파. 자고 싶어.'라는 말만 반복했다. 엄마는 아플 땐 밥 생각 안 나는 건데 수술이 잘됐나 보다 안심하셨다. 수술은 생각보다 아팠고 시간이 흐를수록 회복은 빨랐다.

참, 회진 온 선생님께 술은 언제부터 먹을 수 있냐고 물어보고는 후회했다. 날 뭐라고 생각하실까.

5

아픈 내가 다 큰 어른이라
우리 엄마는 가슴이 덜 아플까

2024년 3월 29일

　수술 다음 날부터 커피도 괜찮다길래 병원 1층 카페에서 아이스 아메리카노를 마셨다. 병실 아래 커피와 빵을 파는 카페가 있다는 게 입원해 있는 내내 위안이 되었다. 어제는 꼼짝을 못 하겠더니 하루 지났다고 훨씬 낫다.

　어째서 커피를 마셨는데도 터무니없이 이른 시간에 잠이 올까. 병원에서는 낮에 자고, 밤에는 뜬눈으로 지내고 있다. 병실은 너무 조용하다. 예전에는 TV도 있고 보호자도 여럿 들락날락하며 소란스러웠는데. 집에서 챙겨 온 과도로 반듯하게 깎은 과일과 병문안 오는 사람마다 들고 오는 주스는 넘치고 넘쳐서 거꾸로 병문안을 오는 다른 사람의 입으로 들어갔다. 종종 선을 넘는 간섭과 무례가 있었지만 지금보다는 덜 외로웠던 것 같다. 반면에 요즘의 병실에는 배려가 넘친다. 선을 넘는 법 없이 서로 존재감을 감춘다. 조용한 침대 커튼 안에서 우는지 웃는지 알 길이 없다.

다른 병실에서 아이 우는 소리가 들린다. 입원실 전체가 조용하니 더 잘 들린다. 다양한 병명을 갖고 있는 8층 외과 병실. 누구는 귀에 붕대를, 누구는 머리를, 누구는 허리를 칭칭 감고 한 층에 모여 있다. 내가 있는 4인실만 해도 유방암 2기, 뇌혈관, 목 디스크로 병명도 담당의도 다 다르다.

내 맞은편 어머니는 딸과 함께 항암 치료를 하러 오셨다고 했다. 다른 병실에 있는 딸이 자주 엄마를 보러 온다. 두 사람 모두 머리에는 고운 두건을 쓰고 있다. 따님은 아마도 나와 비슷한 나이. 수술 잘될 거라는 어머니의 덕담에 나는 뭐라 대답해야 할지 몰라 순발력 없이 그냥 웃었다. 아직 암에 익숙해지지도 않았는데 위로라니 무리였다.

휴게실 정수기에 물을 받으러 갔더니 젖병에 약을 넣고 있는 젊은 엄마가 핸드폰에서 눈을 떼지 못하고 있다. 핸드폰에는 병원복을 입은 갓난쟁이가 모빌이 달린 아기 침대에 누워 있었다. 어른들 사이에서 마음껏 울지도 못하려나. 아이를 두고 화장실도 못 갈 저 엄마는 힘들고

외롭겠지. 이제는 내가 다 큰 어른이라 매일 병실로
찾아오는 우리 엄마는 가슴이 덜 아플까.

"혼자 있으려니 너무 무서워."

환자복을 입은 어느 아주머니가 복도에서 통화하며
운다.

2024년 3월 30일 (1)

영업시간이 끝난 병원 1층은 아이들이 돌아간 학교처럼 스산하다. 너무 누워만 있었더니 답답해서, 저녁을 먹은 후 좀 걸어 볼까 1층으로 내려왔다. 바깥 공기를 좀 쐬고 싶지만 갑자기 차가운 공기를 쐬면 재채기라도 할까 걱정돼 나가지는 못했다. 수술 후 안내 사항에 굵은 고딕체로 기침 금지라고 쓰여 있었다. 수술한 부위가 잘 아물 때까지 힘을 주면 안 된다고 했다. 비염 환자라 재채기를 참는 게 인력으로 가능할지는 모르겠지만 최대한 노력 중이다.

1층에는 나와 비슷한 사람들이 서양 좀비처럼 천천히 걷고 있었다. 어딘가 불편한 사람들이니 걷기가 목적이어도 파워 워킹을 하는 사람은 없다. 환자보다 더 아파 보이는 보호자들은 병동 출입이 가능한 출입증 목걸이를 하고 의자에서 시간을 보내고 있다. 조명 때문인지 병원은 전체적으로 어두웠지만 무섭지는 않았다.

아프지 말지. 당신들도 나도, 어서 나아서 진료가 끝난 병원 문밖의 사람이 됩시다. 아무도 듣지 못하는 응원을 보낸다.

2024년 3월 30일 (2)

　병원에 있는 동안 전화나 카톡으로 아이들 연락이 없다. 수술 직후는 목소리가 잘 나오지 않아 그러려니 해도 어쩜 카톡도 안 할 수 있는지. 아픈 것보다 그게 더 서러워서 굳이 휴게실로 가 아이들에게 전화를 걸었다.
　아이들의 구구절절 핑계는 아빠가 엄마 힘드니 연락하지 말라고 했다는 것이었다. 아이들의 애교에도 마음이 달래지지 않았다. 똑같이 전화가 어려웠던 어제, 그럼에도 마음을 전달한 여러 사람들 가운데 내 아이가 없다는 것이 끝내 서운했다.

　내가 없는 시간 동안 셋이서 꽤 잘 지내고 있다는 것이 생각보다 큰 상처가 되다니 놀라웠다. 잘 지내길 바랐고 그러고 있으니 기특해야 하는 건데 사랑은 설명이 아닌 행동이고 아무리 감추려고 해도 넘쳐흘러 발을 적시는 것 아니었나. 생각할수록 괘씸한 마음마저 들었다. 그동안 내가 너무 가정의 행복에 나를 녹여 내고 있었구나. 한 발짝 물러나야 할 때다. 링거를 꽂은 채로 병실 복도를 걸으며 되뇌었다.

"서운해할 것 없다. 서운해할 것 없다."

2024년 3월 31일

보고 싶으니 아이들 얼굴 사진 좀 보내 달라고 했더니 남편이 보내 준 둘째 아이 사진이 처참하다. 아이는 전혀 의식하지 않고 찍었고, 그 꼴을 찍어 보낸 남편도 모르나 본데 눈이 빨갛게 부어 있었다. 아니 어떻게 이런 사진을 아무렇지 않게 보낼 수가 있지? 바로 전화를 걸었다.

"괜찮았는데 지금 막 씻고 나와서부터 그런 거야."
"봄이라 이제 알레르기 시작했나 봐. 항상 들고 다니는 약 가방에 안약 있으니 넣어 줘."

분노를 가라앉히고 최대한 차분히 설명했더니 태연하게 안 가지고 왔단다. 1박 여행을 가도 꼭 챙기는 비상약 가방을 3박 4일 시가에 가면서 안 챙긴 것이다. 아마 자기 게임할 닌텐도는 챙겼을 것이다. 아무렴.
아이에게 직접 상황을 물으려고 전화를 바꿨더니 기침 소리가 예사롭지 않다. 이제 막 시작되는 소리가 아니라 의심할 여지없는, 이미 감기로 땅땅 판정된 소리였다.

결막염에 기침까지? 대체 나 없는 며칠 사이에 무슨 일이 있었던 거야.

 갑상선 유두암 수술로 3박 4일 병원에 입원 후, 친정에서 이틀 요양하고 있던 참이었다. 하루 부족한 그 일주일을 못 참고 남편은 끝내 감기에 걸린 둘째를 나에게 토스한다. 집에 도착하면 감기에 걸린 아이가 있을 것이다. 나는 무리하지 말고 쉬라는 의사의 권고 따위는 상관없이 아이 간호를 해야겠지. 나 없는 사이 애들 아프지 않게, 다치지 않게 돌보라는 것이 그렇게 어려운 부탁이었나. 시가에 어른이 셋인데 왜 아무도 아이가 아픈 걸 알아채지 못하는 걸까. 거실에서 눈 비비는 아이는 신경 쓰지 않고 연승하고 있는 한화의 득점에 환호하고 있을 남편의 모습이 그려졌다. 그 정도는 흠캠이 따로 필요 없을 정도로 생생하게 그릴 수 있었다. 또다시 울화가 치민다. 떼어 낸 내 암세포가 아마 이렇게 처음 생겼을 것이다.

2024년 4월 1일

　드디어 집으로 돌아가는 날. 기차에서 내리려는데 창문 밖으로 하나가 꽃다발을 들고 기차 안을 유심히 들여다보고 있었다. 엄마를 기다리던 아이가 마침내 날 발견하는 순간을 담아 두고 싶어서 핸드폰을 들어 영상을 찍으려다 말았다. 카메라가 아니라 아이에게 집중해야 할 순간이었다.

　우주는 주차장까지 가는 동안 내 손을 꼭 잡고 그동안 있었던 이야기를 했다. 많이 보고 싶었다고, 환영 파티 같은 걸 하고 싶었는데 엄마가 힘드니까 안 된다고.

　하나는 꽃만 나에게 전해 주고(굳이 에스컬레이터 놔두고) 계단으로 팔랑팔랑 뛰어 내려갔다. 그러면서 꽃은 자기가 골랐는데 엄마는 여러 종류 섞는 거 싫어하냐고 묻는다. 아빠가 그랬다고. 그렇긴 하지만 하나가 고른 꽃은 다 예뻐서 좋다 안심시켰다. 아마도 수년 후에 나에 대해 가장 많이 아는 건 이 섬세한 아이가 될 것이다.

　오랜만에 돌아온 집은 여전히 엉망이었지만 아무렇게

꽂아 둔 꽃이 너무 예뻐서 자꾸 눈이 갔다. 감기에 걸린 하나와 이가 흔들리는 우주, 회복해야 하는 나와 내일이면 이런 우리 셋을 두고 다시 회사로 출근해야 하는 남편까지. 우선은 넷이 한집에 있으니 됐다. 집 안과 밖이 모두 봄이었다.

2024년 4월 3일

   갑상선 유두암 진단을 받고 잃은 것과 얻을 것을 따지자면 얻은 것이 더 많아서 이건 차라리 기뻐해야 할 일이 아닐지 생각한 적이 있다. 엄마가 이 말을 듣는다면 크게 화내시겠지만. 그럼에도 암에 걸리는 것과 피해 가는 것을 선택하라면 나는 역시나 피해 가는 쪽을 택하겠지만. 선택의 여지가 없는 입장에서는 긍정 회로를 돌려 이렇게 생각할 수밖에 없다.

   이 병을 계기로 내 주변의 사랑을 확인한 것은 사실이다. 매일 산에 가는 지인은 돌탑에 작은 돌멩이를 올리고 기도를 했다. 기도 노트를 보내 준 지인은 발병 소식을 전했던 1월부터 지금까지 계속 기도를 올리고 있다고 했다. 어디 그것뿐일까. 누군가는 돈으로, 누군가는 선물로, 누군가는 말과 글로 나를 위했다. 그 진심이 전해져서 더 아플 수도 없었다. 이 사람들의 마음만큼은 병을 얻고서라도 결코 잃고 싶지 않다.

   3일마다 밴드를 교체하라고 해서 어제는 처음으로 수술

자국을 내 눈으로 확인했다. 목 아래 일직선으로 그어진 생각보다 긴 수술 자국. 여길 정말 칼로 째고 열어 작은 암 조직을 꺼냈다는 거지. 우리나라 액션 영화에서 흔하게 보는 칼부림 장면은 좀 자제할 필요가 있다.

2024년 4월 6일

　벚꽃 시즌. 병원에서 벚꽃 개화가 늦어진다는 기사를 보고 내심 기뻐했었는데 다행히 몸을 좀 움직일 수 있을 때 벚꽃이 만개했다. 게다가 주말. 아직 컨디션이 다 돌아온 건 아니지만 돗자리와 도시락을 싸 들고 공원으로 소풍을 나왔다.

　평소 같으면 아이들 쫓아다니느라 바빴을 텐데 나는 캠핑 의자를 펼쳐 놓고 앉아 솔솔 부는 봄바람을 느끼며 책을 읽었다. 이런 호사가 있나. 평소라면 돗자리 밖으로 나를 수십 번도 더 불러냈을 아이들도 수술한 엄마는 양심상 부르지 않는다. 다정한 남편과 결혼한 여자들은 평생 이렇게 살았겠구나. 나는 암에 걸려야 누릴 수 있는 사소한 여유가 누군가에는 평범한 일상이었겠다는 생각을 했다. 웃프지만 내 딴에는 이것도 행복이었다.

　나는 요즘 배터리가 금방 닳아 버리는 오래된 핸드폰 같다. 전원이 켜져 있을 때는 나름대로 잘 작동하는데 어느새 금방 방전되어 버린다. 그래서 활동할 수 있는 낮

시간을 절반으로 나눠 꼭 충전해 줘야 한다. 피곤해도 낮잠을 자는 법이 없었는데 이제는 스멀스멀 침대로 들어가 기절하듯 짧은 낮잠을 자고 일어나 하루의 절반을 다시 살 에너지를 얻는다.

  내 체력의 한계를 인정하는 방법을 배우고 있다. 무리하지 말고 잠시 쉬어 가라는 몸의 신호를 받아들이고 버티지 않는다.

6

갑상선암에 걸리면
스카프 쇼핑부터 하는 게 좋다

2024년 4월 11일

　요즘 내 최대 관심사는 스카프다. 갑상선암 카페에 가입하고 사람들이 스카프에 관해 얘기를 왜 이렇게 자주 하나 궁금했는데 진단 초기야 받아들이느라 바쁘고 그 후에는 병원 알아보고 교수님 후기 검색하고 정신없다가 수술 후에야 중요한 것은 보이는 것밖에 남지 않는다는 걸 알았다.

　굳이 위축될 필요 있나, 목에 커다란 반창고 하나 붙이고 다니면 되는 걸. 뭘 그렇게 가리려고 하나 의아할 수 있지만 막상 내가 그 입장이 되고 나니 역시나 가볍고 예쁜 스카프 한 장 마련하고 싶어졌다. 이걸로라도 산뜻하게 기분을 낼 수 있다면 좋으니까. 마침 핑계도 좋지 않나.

　목을 가리는 건 귀찮은 일을 피하기 위해서이기도 했다. 깜빡하고 아무것도 두르지 않고 나갔다가는 하루에도 서너 번씩 "어머, 목에… 무슨 일 있었어요?"라는 질문을 받아야 하니까. 그러니 내 스카프 쇼핑은 다른 사람들의 불필요한 걱정을 막기 위함이자, 내 삶에 사소한 즐거움을 더하기 위함이었다.

아이가 정기적으로 다니는 안과에 약을 받으러 왔다가 시간이 나서 바로 옆 옷 가게를 구경했다. 혹시 예쁜 스카프가 있으려나. 봄 시즌인데 스카프는 인기가 없는지 얇은 천 자락은 몇 개 없다. 설렁설렁 걷다가 애꿎은 파자마만 샀다. 집에서 있는 옷은 보풀 생긴 반팔에 해질 때까지 고무줄 바지만 입던 우리 집에 파자마라니 새삼스러웠지만 아이들이 좋아하는 캐릭터 잠옷을 꿋꿋하게 담았다. 이런 것도 일종의 시발 비용일 것이다. 암에 걸리고 나면 무서울 게 없다. 내가 암에 걸렸는데 이까짓 파자마도 못 사?라는 터무니없는 마음이 논리를 이긴다.

내 것은 못 사고 또 아이들 것만 사는구나 우울해질 틈도 없이 핸드폰 앱을 열어 내 스카프도 한 장 샀다. 100% 리넨에 재팬 패브릭(재팬 패브릭이 뭔지 모르겠지만) 원단. 내가 좋아하는 초록색 체크무늬라 오래 고민하지 않고 샀다. 무려 59,000원짜리다. 이번에도 무적의 논리로 쇼핑을 완료했다. 암이 이렇게 무섭다.

2024년 4월 12일

하나가 놀이터에서 미끄럼틀 위 꼭대기로 올라가고 있다. 이제 둘째가 놀이터에서 위험하게 놀면 가만히 앉아 위엄 있고 단호한 목소리로 제지하지 못한다. 평소대로라면 이름 세 글자를 힘주어 부르는 것만으로 아이를 원위치시킬 수 있었는데 이제는 그러지 못하기 때문이다. 하는 수 없이 엉덩이를 떼고 일어나 매서운 눈빛과 손짓으로 아이를 말린다.

뭔가가 내 성대를 틀어쥐고 있는 기분이다. 말은 평소처럼 할 수 있지만 크고 높게 나오지는 않는다. 또 말을 하다 보면 쉽게 피로해졌다. 그러다 보니 사람들 만나기가 꺼려진다. 내게 남은 에너지는 모아서 아이들과 놀 때, 수업할 때만 쓴다. 갑상선 카페를 보니 너도나도 고음 불가라는 후기가 많다.

2024년 4월 16일

　외래가 미뤄진 환자들에게 전화를 돌리는 것이 간호사 선생님들의 퇴근 전 마지막 업무였나 보다. 오후 6시가 다 되어서 조직 검사가 결과가 아직 안 나와 내일 외래를 미뤄야 한다는 전화가 왔다. 또? 퇴원 후 이주일 뒤 잡혀 있던 외래가 이미 한 차례 미뤄진 뒤였다. 처방받은 신지로이드도 이미 3일 전에 떨어졌는데 괜찮은 걸까.
　약이 없는데 괜찮냐 물으니 피 검사 수치는 선생님께서 감안해서 보실 거라고 했다. '아니 그거 말고 내 몸이 괜찮겠냐고요.'라고 묻고 싶었지만 소용없겠지. 진짜 궁금한 건 그거였지만 간호사 선생님을 붙잡고 이야기해 봤자 병원 스케줄을 전면 조정해 내 것부터 처리해 주는 기적은 일어나지 않을 것이다. 마음의 소리를 목구멍으로 집어넣고 군소리 없이 받아들이는 수밖에. 의사들의 파업으로 수술이 미뤄진 환자들이 다 이 병원으로 왔나. 일주일에서 늦어도 이주일이면 나온다는 조직 검사 결과가 벌써 한 달째다.

전화를 끊고 나서 상처 관리는 어떻게 해야 하는지
궁금해서 바로 다시 전화를 걸었으나 역시나 모두
퇴근했는지 받지 않았다. 하는 수 없이 갑상선 포럼
카페를 검색한다(이 카페 없었으면 우리나라 갑상선암 환자들은
다 어떻게 살았을까). 검색어는 조직 검사 결과, 첫 외래,
상처 관리, 흉터 관리. 병원에서 퇴원할 때 3일에 한 번
갈아 주라던 밴드도 2주 치였던 터라 지금 내 목에 붙어
있는 게 마지막이다. 이제 씻을 때 물이 닿아도 되는 건지,
연고를 발라야 하는 건지, 잘 때는 밴드를 떼야 하는 건지
검색하는데 의사마다 설명이 다른 듯 사람마다 이야기가
다르다.

한 시간 동안 카페의 글을 읽으며 내가 얻은 정보는
메디폼과 시카 밴드를 가장 많이 쓰며 메디폼은 자외선
차단이 되고 시카 밴드는 재사용이 가능하다는 거였다.
와, 가격이 뭐가 이렇게 비싸. 넓은 파스 정도 크기의
밴드 한 장에 50,000원 정도다. 카페 중고 판매 게시판을
통해서 시카 밴드 3장을 구입했다. 일단은 이렇게 준비해
놓으면 되는 걸까. 흉터 없애는 밴드가 이렇게 비싸다는
걸 뒤늦게 깨닫고 비슷한 시기 외과 수술을 한 동생의

여자 친구에게 시카 밴드 두 개를 보냈다. 아직 어린데 흉터가 생기면 더 우울할 테니까. 나이가 들어서 좋은 점도 있다.

....

'갑상선포럼'은 회원 수 27만 명의 네이버 카페로 갑상선암을 비롯한 다양한 갑상선 질환을 가진 환자와 그 가족들이 활동하는 커뮤니티다. 갑상선암 진단을 받았다면 가장 먼저 이 카페에 가입하길 권하고 싶다. 나 역시 여기에서 많은 정보를 얻었고 회원들의 후기를 읽으며 큰 도움을 받았다.

2024년 4월 17일

메디폼은 사랑을 싣고. 밴드가 이렇게 비싼 줄 몰랐다고 아무 생각 없이 인스타 스토리에 올렸더니 하루걸러 택배가 온다. 어떤 택배는 상자를 뜯었더니 주르르르 작은 밴드들이 쏟아졌다. 이것도 도움이 될지 모르지만 집에 있어 보낸다고. 어떤 택배에는 갑상선암 선배로서의 흉터 관리에 대한 조언과 사용법이 앞뒤로 빼곡히 적힌 종이 한 장과 함께 꼭 필요한 물품들이 가지런히 정리되어 담겨 있었다.

고마운 사람들에게는 바로 보답하지 않는 편이다. 대가를 바라고 한 게 아니라는 것을 알기 때문에. 머릿속에 고마운 사람들 리스트를 잘 정리해서 가지고 있다가 그들이 보답으로 느끼지 않을 때쯤 되돌려 주고 싶다. 오늘 내 리스트는 조금 더 길게 늘어났다.

하나하나 갚을 길이 없을 때는 선한 방향으로 나아가는 것이라도 하자. 내가 마음을 줬던 사람이 허튼짓하지 않고 밝은 쪽으로 걷는 것이라도 보여 주자. 일단은 죄짓지 말고 내 삶을 충실히, 건강하게 지내는 것. 그것을 목표로 한다.

2024년 4월 18일

 이 나이에 목주름 같은 상처 하나 생긴다고 대수랴. 애초에 흉터는 적지만 회복은 조금 더디다던 로봇 수술은 고민하지 않았다. 그런데 막상 수술하고 나니 상처 부위가 목이라는 것이 약간 오묘한 분위기를 풍긴다. 팔뚝이나 허벅지가 일상적이라면 목은 뭔가 극적이랄까. 보는 사람의 상상력을 자극했다.

 날이 더워져서 스카프를 하고 나가지 않으면 보는 사람마다 상처에 대해 물었다. 그러면 나는 암이라는 단어가 가벼운 안부 인사를 무겁게 바꿀까 싶어 간단한 수술을 했다고 주어를 빼고 말했다. 그래도 그냥 지나치지 못하고 무슨 수술이냐는 질문을 받으면 그제야 갑상선이라고 얘기했는데, 대화가 더 이어져 암이라는 말까지 해야 할까 싶어 서둘러 발걸음을 옮겼다. 그제야 갑상선 절제 수술을 한 사람들이 스카프를 하고 다니는 이유를 이해할 수 있었다.
 상처는 들키고 싶지 않은 사람들 앞에서도 이야기를

만들어 냈다. 친한 사람들을 긴장시키고 잘 모르는
사람까지 걱정시켰다.

 갑상선암 환자들은 불필요한 관심과 호기심에서
멀어지려고 스카프를 맨다. 꼭 상처가 보기 싫거나
흉터 때문에 위축돼서 가리는 것만은 아니다. 갑상선암
환자에게 스카프는 보드라운 무기이자 상처가 두렵지
않을 포근한 갑옷.
 더운 여름에 할 수 있는 얇고 가벼운 스카프 한 장 더
주문해야겠다.

2024년 4월 23일

목소리가 돌아오지 않고 있다. 처음에는 수술하고 목소리에 변화가 없다는 것에 크게 안도했었다. 가끔 말을 많이 하면 목이 잠기는 느낌이 있는데 시간이 지나면서 정도가 심해져서 이제는 심한 목감기에 걸린 사람처럼 목소리가 변했다.

요 며칠 사람들을 좀 만났다. 동네 엄마와 저녁도 먹었고, 서울에서 모임도 있었다. 그게 결정적이었을까. 지금 내 목소리는 3차 노래방에서 서비스 시간까지 알차게 쓰고 온 다음 날 같다. 평소에 말이 많은 편이 아니었는데 이제는 꼭 해야 할 말도 아끼고 있다.

문제는 이틀 뒤 북토크에 많은 사람들이 온다는 것이었다. 도레미- 이상 나오질 않는 목소리로 큰일이다. 그들을 반기는 내 마음을, 준비했던 이야기들을 다 꺼낼 수 있을까. 이 목소리를 두 시간 내내 들어야 할 그들이 괴롭지 않길 바랄 뿐이다.

더 중요한 건 당장 일요일에 3시간짜리 수업이 있고, 5월에는 매주 토요일마다 3회차 수업이 기다리고 있다는

거다. 수술 후에 컨디션이 괜찮길래 줄줄이 일정을 만들어
놓았더니 이 사태가 벌어졌다. 왜 갑상선암 수술 후에는
말을 아끼라고 아무도 알려 주지 않은 걸까!

  목소리의 소중함을 새삼 깨닫고 있다. 나는 수술 후에
고마웠던 사람들을 위해서라도 일희일비하는 사람이
되고 싶었다. 기쁨에 더 호들갑 떠는 사람이 되려 했는데
오히려 더 진중하게 말을 아끼게 되었다.
  오랜만에 반가운 이를 만나서 도레미파솔- 톤으로
내뱉은 인사는 아예 입 밖으로 나오지도 않았다. 마치
초음파처럼. 내가 그런 말을 꺼내려고 했다는 시도에서
그치고 그저 그런 말을 하려고 했다는 것을 나만 알
뿐이다. 앞으로 나의 대화는 몇 번이나 이런 식의 시도만
남을 것 같은 불안한 예감이 들었다.

2024년 4월 23일

 5시부터 습관적으로 시계를 확인하고 있다. 병원 진료 시간인 6시까지 아무 전화도 안 온다면 조직 검사 결과가 나왔다는 뜻이다. 한 달 만에 드디어 외래에 간다. 보험금을 받기 위해 필요한 서류도 뗄 수 있다.

2024년 4월 24일

첫 외래도 엄마와 함께다. 일부러 연락하지 않았더니 역시나 날짜를 기억하시고 오늘 몇 시 기차로 올라오냐며 전화가 왔다. 혼자 진료 보고 들어가겠다 얘기해도 소용없었다. 나 마흔인데. 애가 둘인데.

쿨한 선생님의 첫 외래는 별다른 말없이 끝났다. 수술은 잘되었다고 했다. 목소리도 천천히 돌아올 거라고. 유착이 될 수 있으니, 목을 뒤로 젖히는 운동을 자주 하라고 하셨다. 흉터 관리는 어떻게 해야 할지 여쭤보니 밴드처럼 붙이는 것과 바르는 게 있는데 붙이는 건 100,000원, 연고는 50,000원 이라길래 고민 없이 연고를 택했다(그런데 계산할 때 보니 60,000원이었다).

2024년 4월 26일

목소리가 아직도 돌아오지 않고 있다. 베란다에서 아침에 등원하는 아이를 배웅하며 "잘 다녀와." 손을 흔들어도 상큼하지가 않다. 하루에 두 갑씩 적어도 10년 이상은 담배를 피워 댄 골초 같은 목소리다. 다시 아이들과 귀엽고 다정한 말투로 놀 수 있을까. 의사 선생님이 회복되려면 몇 개월은 걸린다고 했지만, 혹시나 이대로 살아야 하는 건 아닌지 두렵다. 하루에도 몇 번씩 이전과 달라진 목소리로 생활하는 나를 상상한다.

수업이 있는 날에는 더 신경 쓰였다. 문을 열고 들어오는 사람에게 "안녕하세요."라고 건네는 내 목소리가 생각보다 작아 깜짝 놀랐다. 나만 들리게 아주 작은 소리로 목구멍에서 말이 겨우 빠져나왔다. 이 병에 걸린 뒤 처음으로 우울해지려고 한다.

7

마흔의 여름 방학

2024년 4월 28일

외래에서 챙겨 온 한 뭉텅이의 거대한 보험 서류를 제출하고 보장 내역이 궁금해 보험사에 전화했다. 일반 암이면 N천만 원의 80%, 소액 암이면 N백만 원의 80%가 나올 거라고 했다. 갑상선암이 일반 암인지 소액 암인지 물었더니 소액 암으로 빠지기 전 계약 시기에 따라 다르고 자세한 건 약관을 봐야 한다고 했다. 약관을 보는 건 본인만 할 수 있으니 확인해 보라고.

아무리 그래도 천만 원과 백만 원이라니. 0 하나가 더 붙는 차이는 너무한 거 아닌가. 천만 원 단위라면 빚도 좀 갚고 이사하는 데 보태고, 우리 애들 드디어 여권 만들어 비행기 한번 타는 건가. 몇백만 원이면 수술비랑 카드값 내고 끝이겠지. 그래도 치킨은 한 번 먹자.

2024년 4월 30일

   어제부로 보험금이 모두 들어왔다.
일십백천만십만백만천만 소리를 내어 가며 몇 번을 세어
봤다. 살면서 만져 본 적도 없는 금액이다. 집 전세 계약할
때 통장으로 주고받아 본 적은 있지만 실제로 그런 돈을
갖고 있다고 느끼며 살아 본 적은 없었으니까.
   이런 것도 좋은 소식이라고 해야 할까. 이왕 아픈 거
돈이라도 많이 받으면 좋은 거겠지. 퇴근하고 온 남편을
소파에 앉혀 놓고 너무 좋아하지 말고 들으라고 한 뒤
통장에 찍힌 금액을 보여 줬다.

"입꼬리 단속 잘하고 봐 봐. 너무 좋아하지 마라."
"N년치 대출 이자네."
"우리 빚이 얼만데?"
"X억"

   암 진단비 얼마 들어왔다고 바로 현실 감각을 잃고 붕
떠 있는 나를 남편은 순식간에 땅에 단단히 묶어 놓는다.

분수에 안 맞는 땅을 재테크랍시고 사서 팔리지도 않는 것을 허덕이며 끌고 오고 있던 참이었다. 내 소원이 있다면 그놈의 땅 계약하기 전 삶으로 돌아가는 것.

  기내식이 궁금했던 아이들과 드디어 비행기를 타고 여권을 만들어 떠나 볼까 들떴던 마음이 차갑게 식었다. 이 어마어마한 돈을 그저 공짜로 생긴 여윳돈처럼 생각할 수 있으면 좋으련만.

  엄마에게 좋은 소식이 있다고 전화했더니 그래, 잘되었다 하시고 조금 후에 메시지가 왔다.
 - 네 큰 아픔으로 받은 거니 먹는 거나 맘 편히 먹도록 해라. 우리 이쁜 딸~~ 엄만 속상하다.

2024년 4월 30일

갑상선 카페에서 '금융 치료'를 검색했다. 여행 가고 맛있는 것 먹고 좋은 곳에서 푹 쉬었다 왔다는 사람, 가방을 샀다는 사람, 쌍꺼풀 수술을 했다는 사람도 있었다.

필요한 곳에 써야 한다면 빚부터 갚아야겠지. 쓰고 싶은 곳에 쓸 수 있다면 어려울 때도 내 보험을 유지해 준 엄마에게 감사의 의미로 한 1,000만 원 드리고 싶다. 그러자면 시부모님께 빌린 5,000만 원부터 갚아야겠지. 돈이 생기면 직업병으로 갖고 있는 어깨 마사지를 받으러 다니고 싶었는데 그건 가능할까. 주변에는 이 돈의 액수를 알려도 괜찮을까. 서운해하지 않을까. 로또가 된 것도 아닌데 비밀이 많아진다.

그래도 내가 아팠을 때 나 대신 울어 준 사람들에게는 보답하고 싶다. 나에게 금융 치료는 그런 의미다. 언제나 하고 싶었지만 그동안 잘하지 못했던 것. 고마웠던 사람에게 돈으로 마음을 표현하는 것.

2024년 5월 2일

   남편과 식탁에 앉아 보험금의 쓰임에 대해 회의했다. 남편은 노트북을 꺼내 엑셀을, 나는 적어 두었던 다이어리를 꺼냈다. 어떻게 하면 더 벌 수 있을까만 생각해 봤지, 어떻게 쓸까 생각해 보는 것은 처음이라 입꼬리가 자꾸 올라갔다. 그러면서도 수시로 불안이 엄습했다. 역시, 돈도 있어 본 놈이 쓰는 거지.
   남편은 아주 조금 내가 원하는 대로 쓰고 나머지는 없는 돈으로 생각하고 묶어 두고자 했다. 일부라도 대출금을 갚거나 이사 갈 때 쓰거나 돈이야 나가자면 끝이 없었다. 나는 암에 걸린 후 나에게 마음을 써 준 사람들에게 조금이라도 보답하는 데 쓰겠다고 했다. 큰돈은 아니더라도 그 사람들에게 밥 한 끼라도 사고 싶었다.

   사실 우리는 매달 미션을 클리어하듯 살았다. 어마어마한 대출 이자를 내느라 생활비 조금 아끼는 것은 티도 안 나는 수준이었다. 때로는 생활비보다 큰 대출 이자를 내면서 이럴 거면 아끼며 사는 게 무슨 의미일까 허무해졌다. 이번 달은 주식을 팔아서 내고, 이번 달은 적금을 깨서 내고, 이번 달은 저번 프로젝트 대금 받은 걸로 내고, 이번 달은 인세 들어온 것으로 내고. 이런 식이었다.

남편은 여행도 가지 않았으면 했다. 그건 나중에 돈 많이 벌면 가자고. 나는 그것만은 포기할 수 없었다. 큰돈의 보험금이 들어왔는데도 가지 못한다면 우리 아이들이 여권 사진 찍을 일은 영영 없을 것이다. 한몫을 크게 떼어 여행 자금이라고 써 두었다. 이것만큼은 타협할 수 없었다.

- 남편이 평소에 갖고 싶어 하던 갤럭시 워치 68,000원
- 아이 친구들 가족과 함께 갈 물놀이장이 있는 고깃집 예약 50,000원

지금까지 보험금 사용 내역은 이것뿐이다. 200만 원이라는 내 몫의 여윳돈은 아마도 이런 식으로 쓰일 것이다. 내 것은 사고 싶은 게 없었다. 4년 전 생일날

남편이 큰마음 먹고 선물해 준 상품권을 쓰지 못하고 그대로 갖고 있는 것과 비슷했다. 언제부턴가 차라리 갖추지 않고 살길 선택하게 됐다. 그래도 언제든 마음 가는 곳에 내밀길 주저하지 않을 황금 카드를 득템한 것 같아 기쁘다. 어쨌든 한동안은 당장 망할 일 없고, 나는 좋아하는 사람에게 밥이든 커피든 마음껏 사 줄 수 있게 되었다.

 나머지는 예금 통장으로 들어갔다. 다시 당근에 아이 옷을 팔고, 매달 20,000원, 50,000원짜리 적금을 넣고, 어제 쓴 가계부를 떠올리며 아메리카노를 마실지 욕심내서 얼그레이 티 라테를 마실지 고민하는 평소의 나로 돌아간다.

2024년 5월 10일

　종종 인스타그램에 올라오는 필라테스 사진에는 공통점이 있었다. 사진으로는 익숙한 낯선 기구들 뒤로 딱 붙는 옷을 입고 우스꽝스러운 양말을 신고 있는 모습들. 내가 필라테스를 하게 될 일은 없을 거라 생각한 것의 8할은 그 모습 때문이었다. 지인들의 필라테스 인증 사진을 볼 때면 '나도 뭐 하나 제대로 된 운동을 해야 하는데'라는 생각과 동시에 저것만큼은 절대 하지 않겠다 다짐했었다.

　그러던 나에게 뜻하지 않게 황금 카드가 생겼다. 지금이야말로 돈 들여서 하는 운동을 시작해야 할 때가 아닌가. 어떤 운동을 해야 할지 고민하던 차에 주업과 부업이 바뀌어 운동을 더 열심히 하는 동생에게 물으니 명쾌한 답장이 나왔다.

　- 누나. 남자는 피티 여자는 필라테스야.

　아, 그렇구나. 운동하는 놈이 그렇다니 그런가 보다 하며 허무하리만큼 쉽게 결정했다. 옷은 다른 거 입으면 되겠지 뭐.

체험 수업이 끝난 후 정수기에서 물 한잔을 마시고
홀린 듯 10회 회원권을 끊었다. 집에 오는 길에 방금
계좌 이체한 돈에 대해 생각했다. 500,000원이 넘는
금액이었다. 현금가라고 했던 그 금액을 다른 사람들은
척척 내고 배운단 말인가. 다들 통장에 그 정도 여윳돈이
있나. 앞으로 할 운동에 대한 걱정 같은 것은 벌써 저만치
사라졌다. 아직 1회도 시작하지 않았는데 벌써 가기 싫은
마음뿐이었다.

필라테스 선생님은 내가 알고 있던 모든 것을 모두
새롭게 가르쳤다. 이전까지 내가 몸을 쓰던 방법과 다른
방식으로 움직이며 새로 시작해야 했다. 무엇보다 숨
쉬는 법을 다시 배운다는 게 좋았다. 지금까지 숨 쉬기가
세상에서 제일 쉬운 운동인 줄 알았는데. 의식하며 숨을
쉬어야 한다니. 제대로 숨 쉬기 위해 땀을 흘려야 한다니.
겨드랑이가 젖을 때까지 그놈의 갈비뼈를 닫고 호흡을 해
보려 노력하는 게 조금 어이없기도 신나기도 했다.
  필라테스를 시작하고 보니까 낮에 어디론가 열심히
가고 있는 운동복 차림의 여자들이 눈에 들어온다.

운동하는 걸 보면 성격이 보인다고, 선생님께서 내 성격이
급한지 물어봤었지. 지금 보니 운동복을 입은 내 나이
또래 엄마들은 모두 성큼성큼 걷는다.

2024년 5월 17일

한동안 보험금의 노예가 되어 살았다. 이렇게 큰돈이 내게 생겼다는 기쁨. 이렇게 큰돈이 생겨도 빚을 다 갚을 수 없다는 슬픔. 그나마 조금의 여윳돈으로 삶이 덜 팍팍해졌다는 것에 안도하면서도 정작 나를 위해서는 쓰지 못하고 결국은 나가야 할 곳에 어쩔 수 없이 쓰게 될 거라는 불안 속에서 롤러코스터를 탔다.

나는 통장에서 꼼짝도 하지 않는 돈을 노려보며 온갖 상상을 했다. 근사한 풀빌라를 빌려 친구들의 가족을 초대하는 상상. 엄마가 예전부터 가고 싶다던 크루즈를 타고 지중해 바다를 보는 상상. 아이들 학교를 쉬고 한 달 동안 따뜻한 나라로 떠나 실컷 수영하는 상상. 하지만 우리의 일상은 아무것도 달라지지 않았다. 나는 명품 가방은커녕 명품 스카프 하나 사지 않았고 아이들은 여전히 여권이 없다.

이럴 거면 평소에 더 큰 꿈을 꾸어 둘걸. 왜 내 그릇은 간장 종지만 해서 돈 많이 벌면 김부각을 새우깡 먹듯 사 먹고 싶다는 정도의 바람밖에 없는 걸까. 돈이 생겼는데도 막연히 떠나고 싶은 해외 여행지가 없다니.

내 삶에는 냉장고에 붙여 놓은 낯선 나라의 도시 엽서 한 장 없었다. 그동안 언젠가 꼭 가고 말리라 마음속에 품어 두고 있던 나라도 없으면서 그렇게 열심히 스피또를 긁었단 말인가. 에어비앤비나 구글 지도에 점 찍어 놓은 국내 숙소마저 모두 가격 대비 나쁘지 않은 숙소들뿐이었다. 헉 소리가 나게 좋은 곳이라든가 죽기 전에 꼭 한번은 가 볼 만한 곳이 내 관심사였던 적은 없다. 그건 불가능한 일이었으니까. 나는 살 수 없으면 아이쇼핑도 하지 않는 사람이니까. 이제 이 돈을 쓰려면 다른 사람의 꿈이라도 훔쳐야 할 판이다.

어젯밤은 잠든 아이들 옆에서 핸드폰으로 전 세계를 돌았다. 여행을 많이 다니던 친구가 캐나다가 참 좋다고 했었지. 거기 가려면 얼마나 들까. 한때 포틀랜드 책을 열심히 봤었는데 거긴 어떨까. 대학 때는 멕시코에 가서 타코에 테킬라를 실컷 먹는 로망도 있었는데 가족 여행으로는 위험할까. 막연하게 스페인에 가고 싶다는 생각도 했었잖아.

그래, 한때 나에게는 핀란드에 가서 아누 투오미넨(Anu Tuominen)의 전시를 직접 보고 사인을 받아 오겠다는 꿈도 있었지. 그동안 잊고 있던 작은 소망들이 어둠과 함께 내 침대로 흘러들었다. 막상 옛 기억을 꺼내자, 검색은 새벽까지 그칠 줄 몰랐다.

| 2024년 6월 7일

  엄청난 일을 저질렀다. 혼자서 핀란드로 떠나는 항공권을 결제한 것이다. 결제 직전에 취소한 것만 두 번째, 하루만 더 고민하려고 결제 직전까지 갔다가 그만둔 것이 벌써 일주일째였다. 특가로 나온 핀란드 항공사 할인이 오늘까지가 아니었다면 나는 영영 티켓을 사지 않았을지도 모른다.

  내가 아이들 없이 혼자 여행 가서 행복할 수 있을까. 이 큰돈으로 나 혼자만 즐겁자고 떠나는 게 맞을까, 넷이 어려우면 첫째만이라도 데려갈까. 온갖 만약이 계속 내 발목을 잡았다.
  나는 분명 아이들이 그리울 것이다. 미술관에서 잘 꾸며 놓은 아이들 체험장을 보거나, 놀기 좋은 놀이터를 지나거나, 공원에 소풍 나온 가족들을 보면 혼자 온 것이 아쉬워 외로워질 게 뻔하다. 그럼에도 잊고 있던 행복을 누리기로 결론 내렸다. 미술관에서 반나절 조용히 머물며 하루를 보내는 일상. 배가 고프면 내가 먹고 싶은 메뉴를

고르고, 내가 가고 싶은 방향대로 걷는 하루. 한때는 너무나 당연했지만 이제는 좀처럼 누려 본 적 없는 내 취향의 여행. 일주일 동안 헬싱키에서 그렇게 살아 보기로 했다.

비행기 티켓을 예매하고서 다이어리에 핀란드 여행 날짜를 적은 후 '차선의 행복'이라는 제목을 달아 주었다. 가장 큰 행복이 아닐 것을 알면서도 일단 떠나기로 한다. 나를 위해 안 하던 짓을 해 보자.

8

나쁜 일이 있으면
좋은 일도 있는 거야

2024년 6월 11일

저녁에 샤워를 하고 나면 목에 난 상처에 흉터 연고를 바른다. 아낀다고 너무 조금씩 발라서 그런 건지 어째 흉터는 옅어질 기미가 없다. 낮에는 자외선 차단을 잘 해 줘야 한다는데 한여름에 스카프는 너무 덥고 자외선 차단 필름은 또 너무 비싸서 가위로 자를 때마다 손이 달달거린다. 초기에는 피부과에 가서 레이저를 맞아야 흉터 없이 말끔해진다고 지인이 신신당부했는데 어째 흉터 하나 없애자고 병원에 가는 건 또 내키지 않는다. 내 딸의 목에 난 상처라면 벌써 너덧 번은 갔겠지만, 내 몸을 내 딸과 같이 아끼는 건 참으로 어려운 일이니까.

한동안 수술 후 한 달, 수술 후 두 달 같은 키워드로 상처 사진들을 검색하며 내 상태와 비교했는데 이제는 그만두었다. 갑상선암 판정을 받고 고마운 것들이 너무 많아서 목에 흉터 하나쯤은 내어 줘도 그만이라 생각하기로 했다. 다만 글을 쓰다 틈만 나면 목을 뒤로 젖혀 스트레칭을 자주 하고 있다. 상처야 그러려니 해도 유착은 조금 무서워서.

어제는 하나랑 집에 가는 길에 암 수술에 대한 이야기를 했다(아이들에게는 나중에 암이라는 것에 대해 얘기해 줬다).

"암에 걸렸다는 건 나쁜 일이잖아? 그런데 수술하고 나서 엄마는 더 건강해진 것 같아. 채소도 많이 먹고 운동도 하고. 앞으로 더 건강해지려고."
"엄마 몰랐구나? 나쁜 일이 있으면 좋은 일도 있는 거야."

2024년 9월 2일

 수술 후 한참의 시간이 흘렀다. 한동안 오랜만에 날 만나면 안쓰러운 눈으로 어깨를 쓸어내리던 지인들도 다시 평정심을 되찾은 것 같았다. 더 이상 나의 아픔으로 사람들의 사랑을 확인하지 않아도 된다는 건 모두에게 잘된 일이었다.

 암 진단금에서 500만 원을 뚝 떼어 핀란드에 다녀왔다. 이제야 그 이야기를 글로 쓰는 이유는 겨우 일주일짜리 여행의 여운을 다독이고 소화하는 데 한 달의 시간이 필요했기 때문이다. 내가 처음 종로구의 작은 시골 같았던 서촌을 사랑하게 되었던 것처럼, 해외에도 살고 싶은 도시 하나가 생겼다. 언젠기 다시 한여름의 헬싱키로 떠날 목표가 생겼으니 이제 내 스피또는 훌륭한 명분을 찾은 셈이다.

 아이들은 내가 없는 사이 왜 요즘 엄마가 없는지 동네방네 이야기하고 다녔다고 한다. 그런데 어째서인지

핀란드 대신 필리핀으로 와전되어 자기 친구는 벌써 세
번이나 그 나라에 가 봤다고 했다. 혹시나 싶어 핀란드가
아니고 필리핀이라고 한 거 아니냐 물었더니 그제야
큰아이가 아차차 머쓱하게 웃는다. 그나저나 아마도
우주의 친구와 그 이야기를 전해 들은 엄마 몇몇은 나의
국적을 다르게 기억할 가능성이 크다. 나에게 오해를
바로잡을 기회가 오지 않을 것 같은데 어쩌나.

딱 10년 전 서촌의 '갤러리 팩토리'에서 핀란드의
뜨개 설치 작가 아누 투오미넨을 알게 된 이후 언젠가
그 작가의 전시를 직접 핀란드에서 보는 것이 나의
사치스러운 소망 중 하나가 되었다. 다행히 어마어마한
금액은 아니었던 작품 하나를 기쁘게 구입하고 TV 뒤
거실에 걸어 두었다. 집 안에 걸린 작품이 시선에 들어올
때마다 그녀를 만나는 상상을 했다. 전시장에 가서
어슬렁거리고 있으면 그녀가 깜짝 등장하고 나는 사실
한국에서 온 당신의 팬이라 고백하는 순간을.

그럼에도 내 꿈을 구체화한 적 없는 것은 좋아하는
작가의 전시를 보기 위해 혼자 북유럽으로 떠난다는

꿈이 너무 사치스럽고 이기적인 것 같았기 때문이었다.
근사한 홀케이크를 혼자 먹기보다 조각 케이크 한 개라도
가족들과 함께 나눠 먹는 것이 내게는 여러모로 마땅한
선택이었다. 함께 맛볼 수 있다면 나는 몇 스푼으로도
만족하는데, 케이크를 나눠 먹을 아이들도 없이 굳이
혼자 먹는 홀케이크가 과연 달콤할까? 결정하기 어려웠다.
혼자서 꽤나 즐거울 수도, 아주 외로울 수도 있을 것
같았다.

  김민철 파리 산문집 『무정형의 삶』에는 이런 말이
나온다. '공간의 형상을 한 시간이 필요한 것이다. 그곳에
혼자 아무 말 없이 있는 인생의 한 조각이 필요한 것이다.'
내가 핀란드에서 보낸 일주일이 딱 그런 것이었다. 하루
2만 보를 걷고 카페에서 간단히 아침 겸 점심을 먹었다.
도서관에서 글을 쓰다가 갤러리에 갔다가 틈나는
대로 한국으로 엽서를 보냈다. 주문을 할 때와 상점에
들어갈 때 나누는 가벼운 인사가 내가 종일 내뱉은 말의
전부였다. 그럼에도 외롭지 않다니 놀라웠다.
  물론 아이들 생각이 나긴 했다. 핀란드로 향하는

14시간의 비행 중에서 아이들이 꼭 한 번은 먹어 보고 싶다는 비행기 기내식을 나 혼자 먹고 있다는 것이 잠시 미안했다. 하지만 거기까지. 나는 생각보다 혼자서 아주 잘 지냈고, 뜻밖의 행운을 만났다. 고서적 책방에서 그녀의 책을 발견한 것만으로 충분했는데 내 상상과 비슷하게 아누 투오미넨을 만나게 된 것이다. 갤러리는 아니었지만 그녀가 자주 가는 단골 카페에서 함께 차를 마시고, 트램을 타고 프리마켓을 구경했다. 지금 생각해도 믿기지 않을 정도로 설레는 영화 같은 순간이었다.

  딸아이의 말이 맞았다. 나쁜 일이 있으면 좋은 일도 있는 거야.

2024년 9월 24일

인터넷에 아무리 검색해도 나오지 않는 일을 당해 본 적이 있는지. 나는 있다.

S보험사에서 보험금이 과지급되었으니 1,400만 원을 회수하겠다는 연락을 받았다(역시 좋은 일이 있으면 나쁜 일도 있는 거지). 내가 갖고 있는 보험 중 하나가 5년 부담보인데 계약 후 4년이 조금 지난 시점이라 지급되지 말아야 할 돈이 입금되었다는 거다. 보험 설계사에게 설명을 듣기로 직원의 실수가 감사팀에서 뒤늦게 발견된 모양이었다. 있을 수 없는 일이라고, 이런 적은 처음이라고 했다.

머릿속이 혼란스러웠다. 보험금 지급 다음 날이나, 하다못해 한 달 후도 아니고 지금은 무려 6개월이 지난 시점 아닌가. 전세 계약금으로 한 뭉텅이, 대출을 갚는 데 한 뭉텅이가 나가고 남아 있는 알량한 보험금은 다음 달 이사 잔금에 보탤 계획이었다.

가장 황당한 것은 지금 이 현실보다 믿기지 않는 담당자의 고압적인 자세였다. 회수하는 것이 맞고 내 의사를 얘기하면 자기는 보고하면 끝이라는 말이 반협박처럼 들렸다. 좀처럼 목소리가 커진 적 없는데 당황해서 저절로 소리가 높아졌다. 누가 그 큰돈을 바로 돌려줄 수 있냐 물었더니 돈 많은 사람은 그렇다는 비아냥이 돌아왔다. 당장 다음 달이 이사라 어렵다는 얘기를 했더니 이사 비용을 왜 자기한테 얘기하냐고 되묻는다. 중간중간 말문이 막혀 입을 꼭 다물다가도 너무 억울해서 아무 말이나 튀어나왔다. '이 사람…. 지금 나한테 미안해야 되는 거 아닌가?' 자신의 실수로 곤란을 겪게 된 환자의 황망함을 헤아리려는 노력은 조금도 없는, 그의 태도가 믿기지 않아 더 현실감이 없었다.

아주 솔직하게 갑상선암 진단을 받았을 때보다 더 빠르게 심장이 뛰었다. 손을 뺨에 가져다 대었더니 열기가 느껴질 정도로 화끈거렸다. 돈이야 원래 내가 받아야 했던 것이 아니라니 절차대로 돌려주면 될 것이다. 그런데 직원의 실수로 회사에 끼친 손해를 왜 고객에게 전가하는 느낌일까. 줄 때는 그렇게 깐깐하게 굴면서 받아 갈 때는 또 뭐가 이렇게 쉽고 당당한가. 아무 잘못도 없는 내가 왜 이 사람과 언성을 높이며 통화를 해야 하는지 도무지

받아들여지지 않았다. 달라고 하지도 않은 돈을 줘 놓고
졸지에 빚쟁이가 되었다.

 수술 후 스트레스받지 않으려 노력했던 내 모든
지난날은 가장 큰 위기를 맞았다. 전화 통화를 한
그날부터 두통이 생겼다. 억울한 마음이 들어 약은 먹고
싶지 않았다. 어차피 보낼 것 어서 보내고 편해지자고
생각하다가도 사과를 받아야겠다는 쪽으로 마음이
기운다.
 주변의 반응은 각양각색이었다. 별 수 있냐는 사람들과
소송 걸라고 하라며 나보다 더 열을 올려 주는 이도
있었다. 소송이라니 끔찍했다. 내가 얼마나 유약하고 겁
많은 사람인지는 스스로 잘 알고 있다. 나는 소송 같은
것을 하면 이긴다 한들 무너질 것이다. 나는 아프고 싶지
않아 지워 버리는 사람이다. 싸우고 싶지 않아 사과하는
사람이다. 화내고 싶지 않아 친절한 사람이다. 그런 내가
이 무례한 사람과 또 몇 번의 통화를 견딜 수 있을까.
 한국소비자원에서는 이미 지급한 보험금을 보험사에서
강제로 가져갈 수는 없으며 고객이 돌려주는 것 외에는

방법이 없다고 했다. 그러면 업체에서 포기할 수도,
소송을 할 수도 있다고. 정답이 없는 문제처럼 들려
혼란스러웠다.

  손해 사정사와의 상담에서는 우선은 보험 회사에
보험금 지급 오류에 대한 내용을 공문으로 발송해 달라고
해서 정확한 내막을 확인해 보고, 그 내용이 사실인지
확인해 보라고 했다. 그리고 그 후 보험금의 지급, 부지급
여부를 금감원에 물어보거나 민원 제기하면 된다고 한다.
분명 이해가 어려운 문장은 아닌데 받아들이는 데 시간이
걸렸다. 오류, 공문, 내막, 금감원, 민원. 이 낯선 단어들과
친해지고 싶지 않았다.

  몇 차례 통화 후, 나는 그 직원의 싱거운 사과를 받고
돈을 돌려주겠다고 답했다. 당장은 어려우니 11월 초에
다시 연락하라고 말하고 드디어 두통에서 탈출할 수
있었다. 그랬더니 내 지인들은 다시, 빨리 끝내고 마음
편하게 지내라는 쪽과 미쳤냐고 날뛰는 쪽으로 나뉘었다.
되돌려 줘야 하는 돈의 대출 이자라도 받아 내거나
아니면 무슨 선물 같은 거라도 받아야 한다고 길길이 화를
냈다. 화낼 줄 모르는 사람의 곁에 화가 많은 친구가 있는

건 종종 위안이 되는 걸 아는지. 나는 내가 한심하다가도 역시 어쩔 수 없다고 생각했다.

한때 목표였던 일희일비하는 사람 말고 이제는 분노할 줄 아는 인간이 되고 싶어진다. 한 번 폭발해 보고 싶다. 그러면 나는 암 같은 건 안 걸리고 마음속에 응어리진 것 없이 속 편한 사람이 될 수 있을까.

| 2024년 10월 30일

 수술 후 6개월 검사. 이번에는 피 검사뿐만 아니라 초음파도 찍었다. 진료실 앞에서 순서를 기다릴 때는 약간의 긴장 상태가 된다. 의사 선생님의 말이 떨어지기 전까지 내 운명은 아무도 알 수 없으니까.

"괜찮네요. 네, 좋아요."

 다행히 진료실 문을 열고 들어가기 전과 같은 상태로 큰 이변 없이 병원을 나올 수 있었으나 이제는 알고 있다. 이 무사가 당연한 게 아니라는 걸.

 암에 걸리고 나서야 암에 관심이 생겼다. 나무 식기의 곰팡이가 간암을 유발할 수 있다는 기사에 나무 도마와 식기를 모두 버렸다. 맥주 대신 콤부차도 마시고 커피도 줄이면서 당근도 매일 먹는다. 소 잃고 외양간 고치기라도 일단은 고쳐 보는 것이다. 가졌는지도 몰랐던 소를 또 잃을까 봐 겁나서.

다시 6개월 뒤 또 한 번 검진을 받기 전까지 몸과 마음을 돌보고 또다시 진료실 문 앞에서 초조히 기다릴 것이다. 암 진단을 처음 받았을 때처럼 억울해할 것 없다. 어차피 모두가 이렇게 산다.

2024년 11월 26일

릴스에서 당근즙을 먹고 암을 완치했다는 사람을 보았다. 정확히는 그 사람이 언급한 책을 읽어 봐야겠지만 우선은 당근이 그만큼 좋다는 뜻이겠지 정도의 정보만 입력했다. 시력 때문이라도 하루에 반 개는 먹으려고 노력하고 있었으니 양을 늘리자. 이사 오며 구석에 박아 두었던 착즙기는 전자레인지 옆에 꺼내 두었다. 블루베리도 자주 산다. 토마토도 열심히 먹는다. 암에 좋다니 나도 먹고 딸도 먹이고 열심히 챙기고 있다.

엄마는 상황버섯을 사 오셨다. 민통선 청정 지역에서 재배한 것이라고 비싼 거니 꼭 물에 끓여 먹으라고 했다. 이미 값을 치르고 가져오셨으니 내가 싫다고 해도 소용없겠지. 몸에 좋다니까 엄마 아빠도 드시게 절반씩 나누자 했더니 기어코 전부 주고 가셨다. 거대한 저 노란 것들을 또 언제 다 먹는담.

이번에 출판한 지이 님의 『불안을 섬기는 세계에서는 확인까지가 사랑이라』에 이런 문장이 있다. '이 어른의 구체적인 사랑 앞에서 나는 매번 순종적이다. (중략) 그녀가 다정히 권력을 휘두를 때마다 나는 이 야단스러운 환대에 기꺼이 호응한다. 세상엔 어렵고 고된 일이 얼마나 많은가. 그에 비해 꿀꺽 삼키기만 하면 되는 이 사랑은 얼마나 쉽고도 안전한가.'

그래, 구체적인 사랑에 순종하기로 하자. 상황버섯 먹는 법을 검색한다.

2024년 12월 4일

　에세이 판에는 다양한 할머니들이 있다. 이상하고 자유로운 할머니가 될지(이상하고 자유로운 할머니가 되고 싶어, 무루, 어크로스), 귀여운 할머니가 될지(장래희망은 귀여운 할머니, 하정, 좋은여름), 카페에서 공부하는 할머니가 될지(카페에서 공부하는 할머니, 심혜경, 더퀘스트), 딱히 어떤 할머니가 되겠다는 목표 같은 건 없지만 갑상선 유두암 진단을 받은 후에는 마음의 유연성을 키우려고 노력하고 있다.

　할머니가 되어도 엄마는 절대 죽지 말라며 자기 전 내 목을 끌어안는 둘째에게 걱정하지 말라고, 엄마는 120살까지 살 거라고 호언장담했다. 아이를 안심시키기 위해서 한 말이기도 하고 어느 정도 뻔뻔한 진심도 담겨 있었다. 내 주변에는 개똥밭에 구를 거면 화끈하게 떠나겠다는 이들이 더 많지만 나는 어떻게든 이승에 붙어 개똥밭을 신나게 구르며 살고 싶은 쪽이다. 가능하다면 오래 살고 싶다. 몇 살이든 그때 누릴 수 있는 즐거움을 악착같이 찾아내 즐기고 싶다.

내 수명이 다하는 날까지 의지대로 움직일 수 있다가 눈을 감는다면 축복이겠지만, 그게 아니라고 해도 내 삶은 계속될 것이다. '환자'라는 이름표를 달고 수십 년을 살아야 할지도 모른다. 그래도 어쩔 수 없다. 어느 날 갑자기 갑상선암 진단을 받았고 수술 후 다시 일상으로 돌아온 것처럼. 어느 날 갑자기 이제는 사라졌다고 생각한 작은 암 조각이 남기고 갔던 흔적이 크기를 키워 재발할지, 유방암 환자가 될지, 자궁암 환자가 될지 모를 일이다.

그저 무릎이 성할 때 열심히 걷고, 갑각류 알레르기가 생기기 전에 새우를 맛있게 먹고, 노안이 심해지기 전에 아름다운 그림을 보고 많은 책을 읽고 싶다. 평생 잘 관리해서 비가 오면 파전에 막걸리를 먹고, 무더운 여름에는 시원한 맥주 한잔을 마시고, 축하할 일이 있는 날에는 저녁 식사에 와인을 곁들이고 싶지만, 그러지 못하더라도 예상했다는 듯 절망하지 않고 받아들이고 싶다. 손가락 관절이 허락할 때까지 뜨개질하고, 하루 한 잔의 카페인이 허락될 때까지는 좋아하는 카페를 탐방하며 더 소중하게 한 잔의 커피를 즐기고 싶다.

오히려 나이가 들면서 원하는 것을 더 구체적이고
선명하게 그리게 되었다. 노화되는 신체에 발맞춰가면서
그 나이의 기쁨을 포기하지 않으려고 한다. 눈이 안
보이면 오디오 북을 들으며 손의 감각으로 만들 수 있는
것을 하고 싶다. 허리나 고관절이 안 좋아져서 누워서
움직일 수 없다면 계절의 변화를 느낄 수 있는 쪽으로
침대를 옮겨 온종일 창밖을 바라보고 싶다. 불행하지
않으리라 대책 없이 낙관하는 것이 아니라 불행과 고통
사이 숨겨진 다행을 발견하길 포기하지 않으려는 것이다.

가만히 누워 다른 사람의 손을 빌려 입고 먹고 씻어야
하는 때가 오더라도 수치심으로 나를 좀먹지 않고 싶다.
한평생 혼자서 제 몫의 삶을 사는 시간은 생각보다 많지
않으니까. 한 사람이 태어나고 자라는 데는 어차피 곁에
누군가의 도움이 필요하지 않았나. 하루 종일 가만히
누워 책과 영화에 파묻혀 사는 삶에도 행복은 있을 거라
믿는다.

노인이 되어도 나에게 허락되는 한도 내에서 최대한의
즐거움을 누리고 싶다. 후회하거나 역정 내지 않고 달라진
몸을 겸허히 받아들이려고 한다.

2025년 1월 7일

　새해를 기다리던 날 자정이 다 되어 친구 H에게 장문의 메시지가 왔다. 글을 쓰면서 여러 번 머뭇거리며 고민했을 듯한 문장. 긴 메시지에는 미안하다는 말이 세 번이나 들어가 있었다. 올 한 해 미안했고, 미안해서 더 연락을 못 했고, 내년에는 미안한 마음이 들지 않게 하겠다고.

　뜬금없는 반성의 메시지에 이 친구가 왜 이러는지 잠시 생각해 봤더니 하나밖에 떠오르지 않았다. 이유일 수 없는 이유. 얘 지금 내 암에 대한 얘기를 하는 거구나. 나보다 더 놀라고 슬퍼한 주변 사람들의 반응에는 이제 익숙해졌는데, 부채감을 갖고 있을 거라는 생각까지는 하지 못했다. 정말 그럴 필요 없었으니까.

　꿈에라도 내가 아프다는 이유로 친구에게 서운함을 느껴본 적 없다. 몹쓸 병이 내 친구에게 별걸 다 신경 쓰게 했다.

　며칠 전에는 친한 사람들과 이야기하다 함께 가깝게 지낸 지인 중 한 명이 왜 요즘 멀게 느껴지는지 모르겠다는 고민을 털어놨다. 조심스레 그 사람의 사정을 대변해 주던 지인은 그 언니가 수술 전후로 바빠 내게 신경 써 주지 못해 무척 미안해하고 있다는 이야기를 전해 줬다. 그런 이유일 거라는 생각은 전혀 못 하고, 나는 내가 뭘 실수한 게 있었나, 멀어졌다고 느끼는 건 내 착각인가 수시로 날 돌아봤었는데….

내 병이 나와 주변 사람들의 관계까지 바꿀 거라고는 미처 생각하지 못했다. 생각보다 빠르게 일상으로 돌아왔고, 크게 휘청이지 않았으니 부러 알리지 않은 경우도 있었다. 하지만 이런 후유증이 있을 줄 알았다면 수술 전 오히려 내가 더 주변을 챙길 것을, 정말 괜찮다고 수술하고 보자고 미리 얘기하고 안심시켜 줄 것을 잘못했다.

암에 걸리면 교수님과 병원, 상처에 대한 정보는 얻을 수 있지만 이런 걸 알려 주는 사람은 없었다. 마치 젖꼭지를 어떻게 물려야 수유를 잘할 수 있는지, 살면서 꼭 필요한 보험은 무엇인지, 깨끗한 화장실을 위한 수납 같은 살면서 진짜 중요한 것들은 학교에서 가르쳐 주지 않아 난감했던

지난날처럼 말이다. 진짜 중요한 건 경험에서 배우는
수밖에 없다.

 내 일기가 언젠가 내가 갑상선암 투병 일지 비슷한 책이
된다면 맨 앞장에 이 글을 꼭 적을 것이다.

 아프지 말 것.
 아프게 된다면 나를 잘 돌볼 것.
 그리고 주변 사람들에게 알릴 것.
 (주의) 아프기 전과 관계가 달라질 수 있음.

쓰고 만든이의 말

　갑상선 유두암을 누구에게나 찾아올 수 있는 불행으로 받아들일 수 있었던 건 제 주변에 생각보다 많은 사람들이 이미 암 환자로 살고 있었기 때문이었습니다. 질병과 함께 살아가는 의연한 태도와 회복에 집중하며 일상을 소중하게 가꾸는 성실한 모습은 저에게 큰 위안이 되었어요. 그렇기에 '왜 하필 나에게'라는 원망은 당치도 않았습니다.

　저 역시 여기에도 암에 걸린 사람이 있다고 조용히 손들기 위해 일기를 썼습니다. 질병의 종류와 아픔의 강도를 떠나, 겁먹은 누군가를 손잡아 주는 글이 되길 바랍니다.

더불어, 이 책을 구입해 주신 분들께 감사한 마음을 전합니다. 여러분이 읽어주신 덕분에 한 권당 1,000원씩 중앙대학교병원 암환자 생명지원사업에 기부할 수 있게 되었습니다. 작디작은 1인 출판사 문화다방이 9년째 기부를 이어갈 수 있는 건 모두 독자분들이 읽어주셨기 때문입니다.

읽는 사람 덕분에 여전히 쓰는 사람으로 올해도 책을 만들 수 있었습니다. 다시 한번 감사합니다.

2025년 3월 11일
문희정